AF475409

DE

L'ANESTHÉSIE

DANS

L'HÉMIPLÉGIE HYSTÉRIQUE

PAR

F. DESBROSSE,
Docteur en médecine de la Faculté de Paris.

PARIS
V. ADRIEN DELAHAYE et Cᵉ, LIBRAIRES-ÉDITEURS
PLACE DE L'ÉCOLE-DE-MÉDECINE.

1876

DE L'ANESTHÉSIE

DANS

L'HÉMIPLÉGIE HYSTÉRIQUE

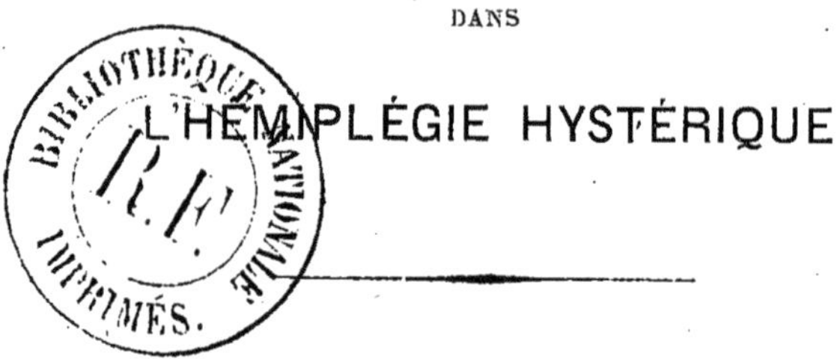

INTRODUCTION ET DIVISION.

En donnant à notre thèse le titre suivant : *De l'anesthésie dans l'hémiplégie hystérique*, notre intention a été de nous appliquer spécialement à l'étude de l'anesthésie dans l'hémiplégie hystérique, et non pas d'envisager l'état de la sensibilité dans l'hystérie en général. L'examen complet de chacun des états de la sensibilité dans les maladies hystériques, nécessiterait un travail trop étendu. Nous avons ainsi limité notre sujet pour mieux l'étudier.

Pendant le temps que nous avons fréquenté le service de M. le professeur Lasègue, à l'hôpital de la Pitié, nous avons observé quelques cas d'hémiplégie hystérique, sur lesquels notre Maître a fixé notre attention. Nous avons examiné ces malades, surtout au point de vue clinique, nous avons trouvé chez elles chacun des signes attribués à ce genre de maladie, nous avons noté certaines particularités que la lecture de différents ouvrages nous avait signalées comme peu fréquentes; puis, nous avons étudié avec soin l'état de la sensibilité dans les parties profondes, coïncidant avec l'anesthésie cutanée, phénomène que M. Lasègue nous fit regarder comme étant digne d'intérêt, et sur lequel les livres que nous avons consultés ne nous ont pas paru insister d'une manière suffisante.

Le plan de notre travail sera le suivant :

Nous résumerons brièvement, dans un premier chapitre, l'historique du sujet, en citant les noms des principaux auteurs qui l'ont traité.

Dans le second chapitre, nous ferons l'étude de la physiologie pathologique des sensations, afin d'établir les différentes catégories de sensations que nous devrons admettre.

Dès que nous les aurons étudiées, et que nous aurons nettement démontré leur indépendance, nous examinerons dans le troisième chapitre, l'anesthésie qui correspond à chacune d'elles, en un mot, nous ferons la symptomatologie.

Ce travail étant fait, nous chercherons, dans un quatrième chapitre, à ne pas confondre l'anesthésie hystérique avec celle qu'on observe dans le cours d'autres maladies de nature tout à fait différente.

Le cinquième chapitre enfin sera consacré au traitement de cette affection.

Avant de commencer notre travail, nous sommes heureux de remercier publiquement M. Lasègue; nous tenons à lui exprimer ici la plus vive reconnaissance pour les bons conseils qu'il nous a donnés et la bienveillance qu'il nous a témoignée durant le cours de nos études médicales.

CHAPITRE PREMIER.

HISTORIQUE.

La connaissance de l'anesthésie (α priv. et αἴσθησις, faculté de sentir), remonte aux époques les plus reculées. On trouve dans les auteurs grecs et latins une multitude de passages qui s'y rapportent, mais on l'envisageait alors plutôt comme un phénomène appartenant à la sorcellerie qu'à la médecine. Les faits que nous rapporte l'histoire à ce sujet sont tellement extraordinaires, qu'on les croirait invraisemblables, s'ils n'étaient racontés par des auteurs nombreux et dignes de foi : Chenu (procès-verbaux.... questions de droit), Pigray, chirurgien de Henri III, sont les auteurs qui signalent les faits les plus curieux à cet égard. Au moyen âge, les hystériques ou hypochondriaques, présentant sur le corps des points insensibles, *stigmata diaboli*, passaient alors pour des sorciers, des possédés du démon, et l'histoire raconte qu'on brûlait, ou qu'on pendait ces malheureux. La recherche de l'anesthésie était, à cette époque, un moyen juridique de découvrir les sorciers, et la loi ordonnait qu'un individu soupçonné de ce crime fût aussitôt soumis à la piqûre par des experts-jurés. On procédait de la façon suivante : « Lorsqu'une personne était accusée de sorcellerie, les experts, après lui avoir bandé les yeux et rasé toutes les parties du corps recouvertes de poils, promenaient une loupe sur toute la peau, pour y découvrir la marque de Satan. La plus légère tache de la peau était sondée à l'aiguille. Si la piqûre n'éveillait aucune sen-

sensation douloureuse, si elle ne provoquait aucun cri ou aucun mouvement, la personne était réputée sorcière, et par ce fait, immédiatement condamnée à mort. Si, au contraire, elle sentait la piqûre, elle était acquittée... A défaut de taches, on portait l'aiguille sur les divers points de la peau » (1).

On faisait de même en France, en Écosse, en Italie, en Espagne, etc., et l'histoire a conservé les noms des piqueurs en réputation de ce temps. C'étaient Hopkins, en Ecosse, Mithou, en France. Ce ne fut guère qu'en 1603, qu'un arrêté du Parlement de Paris fit enfin défendre l'épreuve de la piqûre pour la recherche des sorciers dans tout le royaume de France. Dès lors, si l'on ne pendit plus les hystériques et les maniaques pour leurs points anesthésiques, on n'en étudia pas davantage un phénomène si bizarre; les traités spéciaux d'Hoffmann sur l'hystérie n'en font pas même mention. Il faut parcourir l'histoire jusqu'en 1843, pour voir M. le professeur Piorry parler dans ses leçons orales, à l'hôpital de la Pitié, de l'anesthésie hystérique.

Trois années plus tard, M. Gendrin devait surtout mettre ce fait en lumière, dans une lettre adressée à l'Académie de médecine (août 1846). Dans cette lettre, l'auteur que nous venons de citer signale la présence constante de l'anesthésie chez les femmes hystériques, et il en étudie le caractère et la persistance. — Dès que l'attention fut fixée sur ce point, les observateurs s'efforcèrent de mieux l'étudier encore. C'est ainsi qu'en 1848, Beau publia, dans les *Archives de médecine*, un

(1) Briquet. Traité de l'hystérie, page 269.

mémoire confirmant les propositions de M. Gendrin, et analysant d'une manière plus approfondie l'état de la sensibilité chez les hystériques. Beau décrivit alors deux sortes d'anesthésie, celle du sentiment ou du tact, celle de la douleur, analgésie. En 1852, les mêmes Archives firent connaître le résultat des patientes recherches de M. Landry, sur la physiologie pathologique des sensations tactiles. Dans ce mémoire, l'auteur insistait avec raison sur un sens spécial, étudié déjà par Ch. Bell et Gerdy ; nous voulons parler du sens musculaire, qu'on a aussi appelé sensation spéciale d'activité musculaire.

A partir de cette époque, Briquet (Traité clinique et thérapeutique de l'hystérie, 1859), Marcé (Thèse d'agrégation, 1860), Lasègue (Archives de médecine, 1864), Rendu (Thèse d'agrégation, 1875), Charcot (Leçons sur les maladies du système nerveux, 1872), présentèrent dans des ouvrages spéciaux, différentes considérations très-importantes sur le même sujet.

Dans le cours de notre travail, nous aurons plusieurs fois l'occasion de revenir sur les ouvrages de ces différents auteurs.

CHAPITRE II.

PHYSIOLOGIE PATHOLOGIQUE DES SENSATIONS.

On divise les nerfs sensitifs en deux grandes classes : 1° Nerfs de la sensibilité générale. Ce sont ceux qui transmettent au cerveau les sensations de toucher, de douleur, de température, etc.... — 2° Nerfs de la sensibilité spéciale. Ce sont ceux des organes de la vision, de l'ouïe, de l'odorat et du goût. En regard de chacun de ces sens, se trouve une anesthésie correspondante : anesthésie proprement dite avec ses variétés ; amaurose, surdité, anosmie, ageustie.

Notre but n'est pas d'étudier, avec le même soin, la physiologie pathologique de chacune de ces différentes sensations, car les connaissances incomplètes que possède la science à ce sujet ne nous permettraient pas de le faire.

1° *Des sensations spéciales.*

Le défaut actuel d'études approfondies sur la physiologie pathologique des sensations spéciales, de la vision, de l'ouïe, de l'odorat, etc...., tient à la difficulté de leur analyse, et à la délicatesse qu'exigeraient les procédés d'exploration et de mensuration. Les développements dans lesquels nous entrerons à cet égard seront forcément très-limités.

Nous savons, d'après les travaux de Wecker et de de Graefe, que l'anesthésie rétinienne coïncide le plus souvent avec un trouble dans la circulation de cette membrane. Chacun sait, par expérience, que l'action d'une lumière vive, celle du soleil par exemple, produit rapiment l'épuisement nerveux de la rétine. On sait encore, d'après la théorie non démontrée d'Young, qu'il y aurait dans la rétine trois ordres de fibres différentes, destinées à percevoir chacune des couleurs fondamentales, le rouge, le vert et le violet, et que l'altération de chaque ordre de fibres produirait une altération dans la vision de la couleur correspondante, c'est-à-dire une anesthésie, partielle de la rétine. M. Galezowski a observé ce phénomène chez plusieurs hystériques.

Les connaissances que nous possédons à l'égard des autres organes des sens sont encore bien plus insuffisantes. Les recherches de Schiff, il est vrai, nous ont appris que l'altération du goût est soumise à la lésion de la corde du tympan ou du glosso-pharyngien, Briquet cite même l'observation d'hystériques ayant perdu la notion des saveurs. D'un autre côté, M. Notta a publié deux intéressantes observations d'anosmie (perte de l'odorat), dont l'une avait été précédée de violentes douleurs névralgiques, mais on ne saurait de ces deux observations isolées et incomplètes retirer un enseignement suffisant.

2° *De la sensibilité générale.*

Bien qu'elles nous présentent encore une extrême complexité, les modifications de la sensibilité générale sont cependant mieux connues que les précédentes, grâce aux procédés d'investigations plus faciles.

La sensibilité générale nous fait connaître la forme, l'épaisseur, le poids, la consistance ou la mollesse des objets ; certains physiologistes ont cru devoir attribuer à un sens spécial, la perception par le cerveau de chacun de ces états particuliers; c'était trop subdiviser la sensibilité générale. En effet, toutes ces appréciations de l'état des corps, et d'autres encore qu'on pourrait multiplier, sont plutôt le résultat d'un effort intellectuel que d'une perception directe et passive, en quelque sorte. Un insecte qui marche sur notre main, nous donne une série de sensations successives que nous attribuons au mouvement. La forme, la consistance, l'épaisseur d'un objet quelconque, ne peuvent être appréciées sans le secours de la vue, qu'après une palpation minutieuse et une multitude de mouvements tendant à produire des sensations multiples et combinées, que l'intelligence jugera avant de conclure. La sensation simple, telle que nous devons l'entendre, est « la perception non raisonnée des modifications spéciales que les agents extérieurs impriment aux nerfs de sentiment. » (1)

Après avoir refusé à ces phénomènes complexes le titre de sensations distinctes, nous ne saurions cependant méconnaître qu'il en existe d'autres, faciles à percevoir en dehors de toute opération intellectuelle; telles sont les sensations de contact, de douleur, de température, de vibration, de chatouillement et d'activité musculaire. Considérerons-nous chacune d'entre elles comme des sensations distinctes? — Pas encore. Deux d'entre elles, en effet, ne sont que les modifications d'une troisième. Le chatouillement de la plante des pieds, par exemple, les vibrations qu'on perçoit au voisinage d'une cloche en action, ne sont, en définitive, que des sensations de contact répétées à de plus ou moins courts intervalles; on ne saurait donc les considérer comme des sensations spéciales. Quant aux autres, c'est-à-dire, quant à la sensation de contact, à celle de la douleur, à celle de la température, à celle enfin d'activité musculaire, nous croyons que chacune d'elles constitue un sens spécial et tout à fait indépendant. Nous verrons plus loin la physiologie et la pathologie appuyer cette manière de voir.

A. — *Sensation de contact.* — Cette sensation n'existe

(1) Landry. *Arch. de méd.*, 1852.

pas au même degré sur toutes les parties de la surface de la peau. Très-délicate à la pulpe des doigts, aux faces palmaire et plantaire, sur les différentes muqueuses, à la face antérieure et interne des membres, elle devient plus obtuse quand on la recherche sur la peau de la région dorsale et sur celle de la partie externe des membres. Certains états du tissu cutané superficiel, l'épaississement de l'épiderme, les variations de température, le froid, par exemple, peuvent modifier en de grandes proportions l'état de la sensibilité générale, et même parfois la faire disparaître. Chacun sait qu'on a utilisé la réfrigération artificielle pour produire l'anesthésie partielle dans les opérations chirurgicales.

L'intégrité de la sensation tactile suppose l'intégrité absolue des appareils qui la produisent, de ceux qui la transmettent et de ceux qui la reçoivent. En d'autres termes, pour que la sensibilité soit parfaite, il faut :

1° L'intégrité de l'appareil récepteur ;

2° Celle de la moelle ;

3° Celle des nerfs conducteurs ;

4° Celle des extrémités nerveuses, papilles nerveuses ;

5° L'excitation suffisante de ces papilles.

Ces conditions étant posées, il est facile de concevoir le mécanisme des différentes anesthésies, sans qu'il soit nécessaire d'y insister davantage.

Le sens du toucher comme l'organe de la voix, est susceptible de perfectionnement. Qui n'a vu, en effet, des aveugles lire avec la pulpe de leurs doigts ?

B. — *Sensation de la douleur.* — Le dictionnaire de Robin-Littré définit la douleur « une sensation anomale et pénible reçue par une partie vivante et perçue par le cerveau. » La douleur présente une multitude de caractères : Elle comprend la cuisson, la démangeaison, la douleur gravative, pulsative, lancinante, etc... Hahnemann et ses disciples en avaient su distinger 73 espèces. Quelques-unes de ces douleurs ont une importance réelle dans le diagnostie de quelques maladies.

La sensation douloureuse peut tenir à l'effet d'une trop grande violence de l'irritant, ou à une excitabilité exagérée de l'organe qui la perçoit, le cerveau. Dans ce dernier cas, la douleur est ordinairement déterminée par une cause irritante des plus légères. On donne à cet état particulier le nom d'hyperesthésie. L'ébranlement profond produit par le moindre bruit, la plus faible lumière, chez les personnes irritables, est un effet de l'hyperesthésie. Bien que la sensation doulouleuse soit perçue par le cerveau, il est assez extraordinaire que la souffrance soit rapportée à l'organe sur lequel a porté l'action irritante; on souffre aux pieds, aux doigts, à l'estomac, etc. Après avoir ainsi noté l'existence, le caractère et le mode de production de la douleur, il nous reste à établir qu'elle est bien une sensation spéciale. On aurait pu, en effet, supposer que la douleur n'est qu'un degré plus prononcé de la sensation tactile.

« Si l'on se donne, et nous citons textuellement les paroles de Beau, un coup sec sur l'un des orteils, on perçoit deux sensations distinctes, d'abord la sensation de contact, ou du choc du corps percutant, et puis après, la sensation de la douleur. La première est perçue au moment même où la percussion a eu lieu, la seconde ne commence qu'une seconde ou deux environ après que s'est terminée la sensation du choc..... Ces faits prouvent évidemment l'incontestable différence des deux sentiments du tact et de la douleur, bien qu'il soit fort difficile, pour ne pas dire impossible, de se rendre compte de la façon dont les choses se passent. Toutefois, je ne crois pas irrationnel d'expliquer par une sorte de réflexion nerveuse, le retard du sentiment de la douleur, sur celui du sentiment du tact. Je pense donc qu'à l'occasion du contact produit par le corps vulnérant, il y a un ébranlement qui s'élève du point où a eu lieu ce contact, jusqu'aux centres nerveux, et que, de là, il redescend sur le lieu même d'où il est parti, pour y déterminer la sensation de la douleur » (1). Si l'explication du phénomène, telle que la propose l'auteur de cette citation, n'est rien moins que démontrée, nous ne pouvons cependant lui refuser le titre d'hypothèse ingénieuse. Mais poursuivons notre examen.

Si on analyse la sensation que produit la section d'un tissu vivant par une lame tranchante, un bistouri, chacun sait qu'on perçoit en premier lieu la sensation de contact, de froid de l'instrument, et en second lieu, la douleur. Les sujets soumis à la chloroformisation pour une opération chirurgale, se rappellent fort bien avoir senti couper les tissus, mais déclarent n'avoir pas éprouvé de sensation douloureuse.

D'un autre côté, la pathologie prouve l'existence indépendante du sentiment douleur, d'une façon non moins évidente que les expériences physiologiques que nous venons de citer. C'est un fait d'observation clinique, en

(1) Beau. *Arch. de méd.*, 1848.

effet, que certaines malades ont perdu la faculté de ressentir de la douleur à la suite d'une piqûre profonde, alors que la sensation de contact a conservé chez elles toute sa délicatesse ordinaire. L'observation contraire n'est pas non plus un fait qui soit très-rare. Les faits consignés à cet égard dans le mémoire de Landry que nous avons déjà cité, nous dispensent d'insister davantage; nous y renvoyons le lecteur.

Cependant l'observation suivante tirée du traité d'électrisation localisée de Duchenne (de Boulogne) nous paraît si concluante à cet égard, que nous croyons devoir la rapporter ici. — Obs. LXXX. « J'ai observé,..... une malade, coloriste, dont les mains étaient complètement privées de sensibilité, mais d'une manière différente de chaque côté; sa main droite avait perdu la sensibilité tactile, et avait conservé la sensibilté douloureuse; à gauche, c'était l'inverse. Ni l'excitation électro-cutanée au maximum, ni le feu ne produisaient de ce dernier côté la moindre sensation, cependant elle percevait la plus léger frottement du derme, et reconnaissait les objets qu'on lui présentait, bien qu'elle ne les regardât point. De la main droite, au contraire, qui était sensible aux excitations douloureuses de la peau, mais où elle avait perdu la sensibilité musculaire, elle ne distinguait aucun des objets qu'on lui mettait dans la main, et si sa vue était masquée, elle les laissait tomber....... » (1).

C. — *De la sensation de la température.* — Le froid et le chaud ne sont pas deux sensations qu'on doive distin-

(1) Duchenne (de Boulogne). De l'Électrisation localisée, page 398.

guer en elles-mêmes, bien que l'une et l'autre impressionnent l'organisme d'un manière différente ; on doit plutôt les considérer comme de simples modifications du même phénomène, la température. Darwin est le premier qui ait isolé cette sensation de celles du contact et de la douleur ; il cite à ce propos l'exemple des dents qui sont surtout impressionnables à ce genre de sensation. Après lui, Faure, étudiant l'état de la sensibilité sur les asphyxiés, reconnut que l'application du fer chaud réveillait chez les sujets en experience une agitation et des mouvements, que les excitations les plus diverses, la mutilation même, n'avaient pu déterminer. Landry, enfin, à qui la science est redevable de recherches si ingénieuses et si précises sur la physiologie des sensations, eut l'occasion d'observer un fait d'hyperesthésie à la température, qui coïncidait avec la diminution des autres sensations tactiles. C'était une dame chez laquelle l'application d'un linge mouillé sur la tête produisait une sensation de froid glacial, surtout au niveau du pariétal droit ; l'eau chaude maintenue à cet endroit, lui paraissait être bouillante. Cependant dans toutes ces parties, les sensations de contact et de douleur étaient obtuses ou abolies par place. Chez une autre malade analgésique partiellement, la présence de l'eau froide au niveau des parties insensibles, produisait une sensation glaciale, insupportable, qui lui arrachait des cris. Ces deux observations n'ont d'autre but, que celui de démontrer l'existence isolée de la sensation de température. Il nous serait facile d'en rapporter d'autres, dans lesquelles la disparition isolée de cette sensation a seule été constatée. Nous ne signalerons que pour mémoire la thermo-anesthésie qu'on observe dans le cours de certaines maladies cutanées (1).

D. — *Du sentiment d'activité musculaire.* — En raison de la difficulté de son étude, nous entrerons dans de plus grands développements à son égard. Le sentiment d'activité musculaire est « le résultat de la mise en jeu des nerfs sensitifs qui traversent les muscles, et qui transmettent au cerveau les impressions résultant de la contraction et du relâchement alternatif des fibres musculaires » (2). C'est lui qui nous fait connaître l'intensité, la rapidité de la contraction de chaque faisceau musculaire. L'habitude que nous avons instinctivement et sans conscience de comparer entre elles les sensations de cette sorte, nous fait apprécier le poids des corps et leur consistance. La coordination de nos mouvements n'a pas d'autre source que la perception et l'appréciation de cette sensation.

On ne doit pas confondre le sentiment d'activité musculaire ainsi défini, avec la sensibilité musculaire, proprement dite. Celle-ci est perçue par le cerveau en dehors de toute contraction ou de tout relâchement des muscles, et ne reconnaît d'autre origine que leur irritation.

La difficulté de constater chez un sujet bien portant l'existence du sens musculaire, l'a fait nier par un grand nombre d'auteurs. Il nous serait difficile de donner à l'appui de son existence des preuves physiologiques, mais la pathologie nous fournira des observations nombreuses

(1) Rendu. Des Anesthésies spontanées, 1875.
(2) Id.

à ce sujet. Nous choisissons les deux suivantes parmi beaucoup d'autres.

Landry (1) cite l'observation d'une malade « présentant une insensibilité complète et profonde de toute la moitié postérieure de l'avant-bras. Les contacts, piqûres, etc....., ne déterminent aucune perception. On peut traverser la peau les muscles de cette région avec de longues aiguilles, remuer ces instruments sans ménagement, la malade n'en éprouve aucune sensation. Si on met ces aiguilles en contact avec deux conducteurs électriques, point de sensation perçue. Cependant la malade sent fort bien que son poignet et ses doigts habituellement fléchis, s'étendent, bien qu'elle ne les voie pas, et indique avec précision la quantité de mouvement produit, et le degré d'énergie de la contraction. »

La seconde observation concerne une femme de 19 ans, qui présentait les symptômes suivants. « La marche était possible, surtout quand elle s'appuyait sur le bras d'un aide, mais elle était chancelante. Lorsque la malade se tenait debout, sans appui, elle s'inclinait en avant, et oscillait en tout sens; pour marcher, elle vacillait souvent, surtout si elle causait; pour ne pas dévier de la ligne droite, elle était obligée de regarder attentivement ses pieds, et quand elle tournait les yeux ailleurs, elle ne pouvait soulever sa jambe; il lui semblait que la plante du pied était collée au parquet. La station debout, sans appui, n'était possible que si la patiente y faisait beaucoup d'attention; son esprit venait-il à être distrait, elle perdait l'équilibre.

« Ses mains étaient incapables de remplier une foule

(1) Loc. cit.

d'actes minutieux, tels que enfoncer ou retirer une épingle, boutonner ou déboutonner sa robe; il n'en était plus de même lorsqu'elle regardait ses doigts..... Elle ne pouvait, suivant son expression, rien faire sans regarder. Les objets qu'elle tenait à la main, tombaient quand elle ne les voyait plus ; et cependant chez cette malade, la sensibilité cutanée était parfaitement conservée, la contractilité et la sensibilité électriques étaient normales; il n'y avait pas de troubles de la santé générale, point d'hyperesthésie le long de la colonne vertébrale...... En un mot la sensibilité musculaire était seule atteinte. » (1).

Nous avons cité textuellement une partie de ces observations à cause de leur importance.

En résumé, il résulte de ces deux faits : 1° que la sensation d'activité musculaire peut exister seule chez un sujet, les autres sensations n'ayant pas laissé de trace ; 2° que la sensation d'activité musculaire peut disparaître seule, les autres persistant avec toute leur délicatesse.

Le sens musculaire de Ch. Bell est donc un sens particulier, indépendant de tout autre, puisqu'il peut persister seul ou disparaître seul.

De ce qu'un malade ayant perdu la sensibilité cutanée ne pourra accomplir des mouvements réguliers et coordonnés qu'à l'aide de la vue, de ce qu'il n'aura plus conscience des mouvements passifs imprimés à ses membres, nous n'en conclurons donc pas avec quelques auteurs, que le défaut de coordination chez ce malade est dû à la perte de la sensibilité cutanée seule, mais sur-

(1) Reynolds. In Syst. of. med.

tout à la disparition de la sensation d'activité musculaire dont nous venons de prouver l'existence.

L'anesthésie cutanée coïncide alors avec l'anesthésie musculaire. Nous ne prétendons pas, de cette façon, nier l'influence du toucher et de la vue dans la coordination des mouvements, car il nous paraît évident que ces deux sensations y contribuent dans une large part ; il nous paraît également démontré qu'elles peuvent présider seules à l'accomplissement de cette fonction, mais nous tenons à faire ressortir qu'en ce dernier cas, le sens du toucher et celui de la vue ne font que suppléer à la sensation d'activité musculaire diminuée ou disparue, sensation à laquelle la fonction de coordonner les mouvements est attribuée de droit.

Nous considérons donc le sens musculaire comme une sensation tout à fait distincte et indépendante, mais nous reconnaissons cependant que l'action séparée ou combinée du toucher et de la vue peut lui suppléer en beaucoup de circonstances ou lui venir en aide.

Le tableau suivant emprunté au travail de Landry nous paraît résumer si bien les différences qui existent entre la perte du sentiment d'activité musculaire et l'anesthésie, que nous ne pouvons résister au désir de le reproduire.

Paralysie du sentiment d'activité musculaire.	*Anesthésie ordinaire.*
Conservation des sensations de contact, de douleur et de température.	Abolition ou diminution des sensations au contact, de douleur et de température, isolément ou simultanément, superficiellement ou profondément.
Les dimensions des corps ne peuvent plus être mesurées.	Les dimensions des corps sont, en partie, appréciées.

La forme n'est plus appréciée.	La forme n'est plus appréciée.
La consistance n'est plus appréciée.	La consistance est bien appréciée.
Le poids et la résistance ne sont plus perçus.	Le poids et la résistance sont nettement perçus.
La situation des membres, les mouvements passifs, l'étendue et l'énergie des mouvements passifs ne sont plus appréciés.	La situation des membres, les mouvements passifs, l'étendue et l'énergie des mouvements passifs sont bien appréciés.
La contraction musculaire et les mouvements provoqués par l'électricité ne sont plus sentis. La douleur musculaire (crampe) est seule perçue.	La contraction musculaire provoquée par l'électricité n'est plus perçue comme douleur dans l'analgésie profonde. Les malades perçoivent seulement le mouvement qui en résulte.

Nous ne compliquerons pas davantage la question, en parlant ici d'un état particulier que M. Duchenne (de Boulogne) a décrit sous le nom de perte de l'aptitude motrice indépendante de la vue, et que nous rattachons à la perte du sens musculaire, tel que nous l'avons défini. Nous terminerons ici ce chapitre en résumant ce que nous avons cherché à y établir.

Il existe cinq ordres de sensations distinctes : 1° les sensations spéciales ; 2° celle du toucher ; 3° celle de la douleur ; 4° celle de la température ; 5° celle de l'activité musculaire.

Nous joindrons enfin aux précédentes, la sensation à l'électricité, que nous ne saurions confondre avec aucune d'entre elles.

CHAPITRE III.

SYMPTOMATOLOGIE.

Préliminaires. — L'anesthésie est un symptôme qu'on doit rechercher chez les hystériques ; on le trouvera constamment, bien que ces malades ne fixent jamais d'elles-mêmes l'attention du médecin sur ce point. Nous insisterons peu ici sur cette anesthésie antérieure à l'hémiplégie, et cependant nous ne pouvons moins faire que de lui consacrer quelques lignes.

« Il est un fait d'expérience, que les hystériques, non encore éclairées par les investigations d'un médecin, ne font pas mention de l'anesthésie. J'ai examiné à ce point de vue un grand nombre de filles affectées d'hystérie, d'une intelligence plus que moyenne; je les ai sollicitées avec de vives instances de ne rien omettre des incommodités qu'elles éprouvaient, et je n'en ai pas encore rencontré une qui fît spontanément figurer l'anesthésie parmi les accidents dont elle avait à se plaindre. » (1).

Cette perte de la sensibilité antérieure à la paralysie peut porter sur une ou plusieurs des catégories de sensations que nous avons étudiées dans le chapitre précédent, ou bien même sur toutes à la fois.

Son mode de distribution à cette époque présente également une multitude de variétés : tantôt, elle affecte une forme paraplégique, tantôt elle se répand çà et là sur la surface cutanée d'une manière tout à fait diffuse, tantôt enfin, dès le moment de son apparition on la voit envahir tout un côté de la peau, bien que les mouvements soient intacts. La marche irrégulière de cette anesthésie, sa disparition subite en un endroit pour apparaître dans un autre, sa coïncidence fréquente avec l'hyperesthésie sont pour le médecin des signes non équivoques de sa nature hystérique.

(1) Lasègue. *Arch. de méd.*, 1864.

Qu'on nous permette encore de placer ici quelques considérations indispensables sur l'hémiplégie hystérique, et nous aborderons ensuite le vif de notre sujet.

L'hémiplégie hystérique présente deux modes de début, qui méritent d'être distingués l'un de l'autre. Dans l'un la maladie apparaît lentement, progressivement; les troubles de la sensibilité consistent d'abord en picotements, en fourmillements vers les extrémités, c'est la marche la plus ordinaire. Le second mode de début se fait au contraire par une attaque subite avec perte de connaissance, à la manière de l'hémorrhagie cérébrale.

Une des malades dont nous rapportons l'observation à la fin de notre travail (obs. 1) présentait, la veille de son attaque, une finesse si remarquable de l'ouïe, que ses voisines appelèrent notre attention sur ce point, le lendemain. L'attaque étant survenue, après un coma plus ou moins prolongé, pendant lequel la malade est dans la situation d'un sujet qu'on a soumis à l'éthérisation (obs. 1), ou bien quelquefois après un état d'agitation délirante qui peut persister deux ou trois jours (obs. 2), la malade reprend connaissance, et présente tous les symptômes d'une hémiplégie ordinairement gauche, et n'envahissant presque jamais la face.

En abordant l'étude symptomatologique de l'anesthésie, nous croyons devoir conserver les divisions que nous avons établies dans le chapitre précédent pour l'étude de la physiologie pathologique des sensations.

Nous décrirons ainsi successivement l'anesthésie proprement dite, l'analgésie, la thermo-anesthésie, la perte du sens musculaire et celle des sensibilités spéciales.

§ 1er. *Anesthésie.*

Nous la considérerons : 1° sur la peau ; 2° sur les muqueuses.

1° *Anesthésie cutanée.* — On constate l'anesthésie cutanée, en exerçant sur les diverses régions de la peau privée de sentiment, des contacts ou des frottements soit avec le doigt, soit avec un objet quelconque, les yeux du sujet en expérience étant préalablement bandés. Si l'anesthésie est incomplète, c'est-à-dire si la malade perçoit les sensations de contact d'une manière obtuse, on mesure le degré d'anesthésie qu'elle présente, au moyen du compas de Weber. Ce procédé de mensuration repose sur le principe de physiologie qui enseigne que les deux pointes d'un compas appliquées sur la surface cutanée d'un sujet dont la sensibilité est normale, donnent la perception de deux sensations distinctes, quand les deux pointes sont suffisamment éloignées l'une de l'autre. Connaissant le degré d'écartement nécessaire pour obtenir la double sensation chez un sujet dont la sensibilité est normale, on aura la mesure de l'anesthésie chez un malade, par l'écartement plus ou moins prononcé des deux pointes du compas.

Ce procédé de mensuration n'est pas à l'abri de tout reproche. Les différentes parties de la surface cutanée sont loin en effet de présenter le même degré de sensibilité ; un écartement des branches du compas suffisant pour produire une double sensation au niveau de la face antérieure de l'avant-bras, ne donnera lieu qu'à une seule sensation à la face postérieure. Ce même écartement qui provoquait une double sensation, les pointes du compas étant placées suivant une ligne perpendiculaire à l'axe du membre, n'en laisse plus percevoir qu'une seule, si on les place sur le trajet d'une ligne parallèle à ce même axe.

En un mot, tous ces résultats si variables selon les régions de la peau, selon le mode d'application du compas, rendent trop difficile l'application de ce procédé dans la recherche de l'anesthésie, pour que nous puissions en recommander l'usage.

L'anesthésie peut n'occuper que la peau du côté gauche, ou envahir à la fois celle des deux côtés.

Dans le premier cas, toute la peau du côté paralysé, aussi bien celle de la face que celle du tronc et des membres, est insensible au contact des objets ; cette anesthésie peut être même si bien limitée à gauche, que de deux frottements exercés de chaque côté, et à peu de distance de la ligne médiane du corps, l'un, celui de droite, sera perçu par la malade, tandis que l'autre, celui de gauche, n'éveillera aucune sensation. L'hémi-anesthésie ainsi localisée n'occupe pas toujours toute l'étendue du côté paralysé, et il n'est pas rare de trouver sur la surface cutanée de ce côté, des points, très-limités il est vrai, où la sensibilité a gardé toute sa délicatesse.

Une de nos malades (obs. 2) avait conservé à la partie interne du genou gauche une place circonscrite où la sensation de contact était normale. Chez l'autre (obs. 1), la sensibilité avait disparu sur toute l'étendue de la peau du côté gauche, excepté sur celle qui recouvre l'amygdale: à cet endroit le contact de la pointe d'une épingle était parfaitement ressenti. La malade avait à ce moment une amygdalite de légère intensité.

Lorsque l'anesthésie envahit à la fois les deux côtés, il est rare que son intensité soit égale à droite et à gauche ; le côté sain, nous voulons dire le côté non paralysé, est ordinairement moins affecté que l'autre, et l'anesthésie qu'il présente est répandue çà et là sur la surface cutanée par plaques irrégulières et diffuses.

Les tissus érectiles tels que le mamelon et le clitoris ne sont pas plus épargnés que le reste de la peau, néanmoins, malgré leur insensibilité, ces organes conservent la propriété de s'ériger au moindre contact.

L'anesthésie cutanée, telle que nous venons de la décrire, n'occupe pas toujours l'épaisseur de la peau tout entière, on la voit quelquefois se localiser à sa face externe.

Pour s'assurer de la réalité de ce phénomène, on traverse avec une épingle un pli transversal de la peau chez un sujet anesthésique, et on observe que le malade ne perçoit la sensation de piqûre que lorsque l'épingle, après avoir traversé la première moitié du pli, arrive à la face interne de l'autre moitié (Mesnet). Hâtons-nous d'ajouter que ce phénomène est loin d'être constant chez les malades anesthésiques.

Un phénomène non moins curieux est le suivant : Ces malades qui ont perdu la faculté de percevoir les impressions qui résultent du contact ou du frottement des objets sur la surface cutanée, ont souvent conservé la propriété de reconnaître par le palper la forme des objets ; en un mot, elles ont conservé le sens du toucher. Nous avons souvent vu M. Lasègue nous rendre témoin de ce fait aux lits des malades. Si l'on chatouille, si l'on pique, même jusqu'au sang, la pulpe des doigts de certaines hystériques, on ne fait naître ainsi aucune sensation; mais si les yeux préalablement bandés, on leur fait saisir et rouler entre les doigts l'épingle dont elles n'ont pas senti la piqûre et le frottement, aussitôt elles en reconnaissent la forme, et disent que l'objet qu'elles tiennent est une épingle. On peut leur faire reconnaître ainsi par le palper différents objets qu'elles ne voient pas.

Nous avons vu également d'autres malades insensibles aux piqûres et aux frottements, ne pas reconnaître l'épingle par le toucher, mais en quelques cas du moins, et selon toute vraisemblance, la contracture légère, la parésie dont ces hystériques étaient affectées, ne leur permettaient pas de palper l'objet d'une manière suffisante pour en reconnaître la forme (obs. 1).

Enfin, chez une troisième catégorie de malades, le sens du toucher a disparu lui-même, et ces hystériques ne sont pas plus capables de percevoir le contact des objets, que d'en apprécier la forme par le palper, bien que les mouvements des doigts s'opèrent normalement.

Nous croyons être en droit de conclure de cette observation clinique que le sens du toucher est un sens spécial tout à fait différent du sens tactile. Le premier diffère du second, non pas comme l'action de regarder diffère de celle de voir, ainsi que l'ont avancé Gerdy et Longet, le toucher en un mot n'est pas le tact attentif.

Nous croyons que ces deux états de la sensibilité sont indépendants l'un de l'autre, qu'ils existent séparément; le toucher en effet n'est pas le tact attentif, puisqu'on le voit persister seul après la disparition du tact. Les expériences de M. Lasègue nous engagent à considérer le toucher comme un sens spécial.

Il arrive fréquemment que la paralysie et l'anesthésie offrent une marche analogue. Chez les malades hystériques que nous avons observées, ces deux symptômes semblaient marcher de front et disparaître ensemble. Pendant les premiers jours qui suivirent l'attaque d'hémiplégie, la paralysie et l'anesthésie furent complètes du côté gauche ; mais dès que les mouvements commencèrent à apparaître, la sensibilité revint aussi, d'abord d'une façon obtuse mais néanmoins manifeste. Si l'action de piquer ou de pincer fortement à cette époque la peau de nos malades ne produisait pas de sensation douloureuse, elle éveillait au moins celle du contact. La sensibilité se montra d'abord à la face interne des membres, puis à leur face externe, les parties rapprochées du tronc furent sensibles au contact des objets, plus tôt que les extrémités. Quinze jours après l'apparition de l'hémiplégie hystérique, notre malade du n° 30 avait recouvré assez de mouvement pour tricoter et coudre, mais non pas assez de sensibilité pour ressentir les piqûres profondes qu'elle se faisait aux doigts.

Dans ses recherches cliniques sur l'anesthésie, Beau établit en principe que l'analgésie précède toujours l'anesthésie, et que la perte de la sensibilité au contact ne saurait exister sans la perte de la sensibilité à la douleur. Il est vrai que la plupart des faits observés semblent appuyer cette manière de voir, cependant les observations contraires rapportées par Landry et Briquet nous empêchent de donner à cette opinion la valeur d'une loi générale qui s'appliquerait à tous les cas. En accordant à chacun de ces états une existence séparée, nous croyons avec les auteurs précédents que l'anesthésie n'entraine pas forcément avec elle l'analgésie. Quant à l'ordre d'apparition de ces deux symptômes, nous sommes d'avis que l'analgésie se montre le plus souvent, mais non toujours la première.

2° *Anesthésie des muqueuses.* — La recherche de l'anesthésie des muqueuses ne peut s'effectuer que sur celles qui tapissent les orifices naturels du corps, ou qui sont dans leur voisinage. Les muqueuses d'une partie des voies respiratoires, celles des voies digestives au-dessous de la partie moyenne du pharynx sont inacessibles à tous les procédés d'investigation. On recherche d'habitude l'anesthésie des muqueuses sur les conjonctives oculaire et palpébrale, sur les lèvres et la langue, sur le voile du palais et ses piliers, etc..... On parvient à s'assurer de son existence à l'aide de procédés analogues à ceux dont nous avons parlé dans le paragraphe précédent, c'est-à-dire, à l'aide du contact et du frottement. La pénétration de la tête d'une épingle entre les conjonctives oculaire et palpébrale, le frottement de la pituitaire avec la barbe d'une plume, la titillation de la luette, celle du voile du palais, ne donnent lieu à aucune des perceptions habituelles, quand on les pratique sur le côté correspondant à la paralysie et à l'anesthésie hystériques. Chose curieuse, les conjonctives de ces malades qu'on peut impunément toucher, irriter avec la tête d'une épingle, sans provoquer le clignement, restent sensibles au contact du vent, du souffle. Nous avons vu plusieurs fois M. Lasègue nous donner la preuve de ce fait sur les différentes anesthésiques de son service ; un léger souffle dirigé sur les conjonctives de ces malades faisait aussitôt cligner leurs paupières.

Nous verrons plus loin que cet état particulier des membranes muqueuses de la face s'accompagne fréquemment d'amblyopie, de diminution de l'odorat et du goût. On a également signalé chez les hystériques le défaut de sensibilité à l'excitation, de l'épiglotte et des parties supérieures du larynx. Les muqueuses génitales, celles des grandes et petites lèvres, celle du vagin depuis son ouverture jusqu'au col de l'utérus, peuvent être également privées de sensibilité.

On comprend aisément que l'anesthésie des membranes muqueuses entraîne toujours avec elle un trouble plus ou moins considérable dans les fonctions des organes qui les avoisinent. La conjonctive insensible n'avertissant plus l'œil des dangers qui le menacent, les courants d'air, les corps étrangers n'étant plus perçus d'une façon suffisante, l'inflammation devient plus facile et plus dangereuse. L'insensibilité de la muqueuse buccale, en permettant aux aliments de se loger entre les joues et les arcades dentaires, et d'y passer inaperçus, gêne le travail de la mastication.

La distribution, la marche de l'anesthésie des membranes muqueuses présentent les mêmes caractères que ceux que nous avons énoncés au sujet de l'anesthésie cutanée, nous n'y insisterons pas davantage.

§ 2. *Analgésie.*

La perte du sens de la douleur accompagne généralement celle du sens du contact. Il ne suffit plus alors, pour constater l'analgésie, de toucher la peau, mais il faut la pincer fortement, la piquer profondement avec une aiguille. Des piqûres profondes, des soufflets énergiques ne donnent lieu à aucune sensation douloureuse. Deux malades dont nous rapportons les observations présentaient ce phénomène à un degré très-prononcé. Chez l'une (obs. n° 2), on put traverser entièrement avec une aiguille l'espace interdigital situé entre le pouce et l'index, sans éveiller la moindre douleur. L'autre (obs. n° 1) avait un ongle incarné à chacun des gros orteils; on en fit l'excision; l'opération pratiquée par M. Marchand était déjà achevée que la malade affirmait toujours n'y vouloir jamais consentir. Ces deux faits sont conformes aux observations nombreuses que rapportent les auteurs, nous ne les avons rappelés en cet endroit que parce que nous les avons observés nous-même.

L'analgésie s'accompagne ordinairement d'un abaissement notable de la température et de ralentissement dans la circulation du sang. La peau du côté paralysé est pâle, exsangue; les piqûres qu'on y pratique, même les piqûres profondes, donnent rarement lieu à la sortie du sang. M. Charcot indique, dans ses leçons, qu'il a vu une femme hémi-anesthésique, chez laquelle les sangsues appliquées sur les parties anesthésiées donnaient peu de sang. Grisolle a eu l'occasion d'observer un fait analogue. Chez nos malades, le côté correspondant à l'analgésie était le siége d'une diaphorèse abondante; la peau de ce côté était constamment humide et froide.

Pendant le cours de cette analgésie absolue de la surface cutanée, les malades se plaignent fréquemment de douleurs spontanées en diverses régions du corps. On explique cette contradiction apparente, si l'on se rappelle que les malades, quels qu'ils soient, rapportent toujours à la périphérie les impressions douloureuses dont l'origine est sur le trajet des nerfs. Ces douleurs sont quelquefois très-vives; mobiles comme la maladie dont elles dépendent, elles présentent tous les caractères des douleurs névralgiques, et nous n'aurions pas jugé à propos de les signaler, si elles ne coïncidaient pas aussi fréquemment avec l'analgésie dont nous nous occupons. On a donné à cet état particulier le nom d'anesthésie douloureuse.

Ces douleurs spontanées ne sont pas les seules sur lesquelles nous désirons fixer l'attention, notre intention au contraire est d'étudier plus spécialement une autre espèce de douleur que nous avons observée chez les mêmes malades. Ce sont celles qui sont provoquées par une pression exercée sur le trajet des nerfs. Nous entrerons à cet égard dans quelques développements.

« Il arrive fréquemment, dit Longet, que la sensibilité a disparu dans les parties extérieures et dans les extrémités terminales d'un tronc nerveux, tandis qu'elle existe encore d'une manière très-prononcée dans le tronc lui-même.

Chez des chiens sur lesquels la portion lombaire de la moelle épinière avait été mise à nu, l'incision de la peau et celle des muscles n'étaient pas douloureuse, tandis que la simple piqûre d'un tronc nerveux arrachait des cris. » Longet admet donc que les nerfs frappés d'anesthésie à leurs parties terminales peuvent fonctionner dans le reste de leur étendue. Les faits que nous avons observés nous engagent à partager cette opinion.

La malade couchée au n° 6 de la salle Saint-Charles présentait une anesthésie complète et une paralysie absolue avec contracture de tout le côté gauche ; la peau de ce côté était insensible à toutes sortes d'excitation, bien que la malade se plaignît depuis longtemps de douleurs spontanées dans les membres des deux côtés.

En l'examinant un jour, nous fûmes surpris de provoquer une douleur assez vive en exerçant une pression avec la main sur l'avant-bras gauche. Nous piquâmes la peau, nous la pinçâmes fortement au niveau où cette douleur avait été provoquée par la pression (c'était au niveau du nerf radial), elle était complètement insensible.

M. Lasègue nous engagea à exercer sous ses yeux des pressions analogues sur les trajets nerveux du bras, de l'avant-bras, de la cuisse et de la jambe, et nous provoquâmes en tous ces endroits des douleurs assez vives. La pression sur le trajet du nerf radial et sur celui du sciatique était particulièrement douloureuse. La même expérience fut pratiquée par nous, plusieurs fois par semaine pendant un mois, et nous avons toujours obtenu le même résultat. L'expérience analogue répétée sur le côté droit à différentes reprises, ne produisit jamais rien de semblable, du moins tant que ce côté ne fut pas lui-même paralysé.

Dès que notre attention fut fixée sur ce point, nous recherchâmes l'existence du même phénomène chez d'autres malades hémiplégiques, nous ne le trouvâmes jamais dans le cours des hémiplégies de cause cérébrale.

A quelque temps de là, le hasard fit entrer dans le service de M. Lasègue une autre malade affectée d'hémiplégie hystérique, avec anesthésie absolue de la peau du côté paralysé. Nous exerçâmes avec les doigts des pressions modérées sur le trajet des nerfs de ce côté, et nos pressions donnèrent lieu aux mêmes douleurs. Chez cette malade ce fut la pression du sciatique qui fut la plus douloureuse. La jambe étant étendue, si l'on fléchissait la cuisse sur le bassin, la malade ressentait à la fesse une douleur très-vive, présentant les caractères de la névralgie sciatique. La même expérience répétée sur le côté droit ne donna jamais lieu qu'à des résultats négatifs.

Dans son Traité sur l'hystérie, Briquet consacre un chapitre à l'étude des douleurs musculaires qu'on observe chez les hystériques et qui coïncident parfois avec une anesthésie complète et très-étendue. Avions-nous affaire dans les deux cas que nous venons de signaler à ce genre de douleur? Nous ne le croyons pas. Celles dont nous parlons, en effet, ne sont pas provoquées par une pression exercée indistinctement sur les faisceaux musculaires des membres ou du tronc; nous avons plusieurs fois comprimé fortement entre les doigts les muscles de la région postérieure du bras et ceux du mollet chez nos malades, jamais nous n'avons fait naître ainsi les douleurs auxquelles nous faisons allusion. Celles-ci n'avaient lieu que lorsque la pression était exercée sur le trajet des gros troncs nerveux. D'ailleurs leur propagation, suivant le trajet du nerf comprimé, achève bien d'en prouver l'origine nerveuse. Si, en effet, nous comprimions les tissus au niveau du nerf radial, la malade souffrait à l'endroit comprimé et au pouce, si nous passions ensuite à la compression du cubital, la douleur s'étendait jusqu'au petit doigt.

Une nouvelle attaque d'hémiplégie survenue chez nos deux malades à quelques jours d'intervalle, et au moment où la paralysie de l'une avait complètement disparu, vint modifier subitement tous ces phénomènes. L'anesthésie et l'analgésie cutanées redevinrent absolues, mais les douleurs à la pression disparurent entièrement, pour se montrer de nouveau après quelques jours avec le même caractère.

En résumé, dans le cours de quelques hémiplégies de nature hystérique, outre les simptômes habituels de l'anesthésie et de l'analgésie de la peau, on observe des douleurs très-vives quand on exerce une compression sur le trajet des gros troncs nerveux, Ces douleurs s'irradient suivant le trajet des nerfs comprimés.

Nous ne tirons aucune conclusion, nous ne formulons aucune hypothèse à la suite de l'observation d'un fait que nous ne voulons que signaler, et qui mérite d'être étudié sur un plus grand nombre de sujets.

Dans le paragraphe précédent nous avons insisté une fois pour toutes sur la distribution, la marche et la durée de l'anesthésie ; l'étude de l'analgésie présente les mêmes considérations à cet égard, nous n'y insisterons pas. Quant à l'analgésie des muqueuses, son étude est encore à faire.

§ III. *Thermo-anesthésie.*

Lorsque la perte de la sensibilité à la température existe chez les hémiplégiques hystériques, cet état particulier peut coïncider avec la disparition des autres sensibilités, ou exister à l'état isolé; le premier cas est le plus fréquent. Les malades sont ordinairement privées à la fois des sentiments de contact, de douleur et de température, et il est rare que l'intensité de chacune de ces anesthésies soit égale. Il arrive souvent que la difficulté de constater l'existence de la thermo-anesthésie, quand elle existe à un faible degré, la fait passer inaperçue. En effet, si l'application d'un corps chaud ou froid sur la surface cutanée constitue un procédé d'investigation suffisant pour reconnaître l'existence d'une thermo-anesthésie absolue, ce même procédé devient tout à fait défectueux, on le conçoit, quand la sensibilité à la température n'est que faiblement diminuée. Il reste donc à imaginer un procédé de recherche plus délicat que celui auquel nous faisons allusion, et qui est le seul qui soit à notre connaissance.

L'apparition de la thermo-anesthésie chez les hémiplégiques hystériques ne date pas ordinairement de l'apparition de la paralysie, ces malades présentaient déjà auparavant une diminution de la sensibilité à la température, diminution à laquelle l'hemiplégie a donné une intensité plus grande.

Sa distribution sur la peau n'est point régulière. Lorsqu'elle envahit les deux côtés du corps, le côté non paralysé est ordinairement moins atteint que l'autre. Quelquefois cette perte de la sensibilité à la température est si bien limitée au côté privé de sentiment et de mouvement, qu'on a vu des malades plongées dans un bain chaud ne percevoir la sensation de chaleur que du côté sain. Un troisième mode de distribution enfin que nous avons observé est le suivant : la malade qui fait le sujet de notre seconde observation, et qui était complètement insensible au contact et aux piqûres sur une très-grande étendue de la peau du côté gauche, n'était pas également insensible à la température dans toutes les régions de ce côté. Ainsi l'application d'un corps froid n'était pas ressentie sur la jambe gauche, tandis qu'elle éveillait une sensation de froid très-nette sur la cuisse du même côté. L'intensité de cette anesthésie peut être si grande, que la cautérisation au fer rouge, que l'application de la glace ne seront plus ressenties.

Quelquefois la perversion de la température est telle que les malades sentent aux pieds et dans d'autres régions du corps un froid glacial ou une chaleur vive, sensations bizarres que la main de l'observateur ne réussit pas à constater.

§ IV. *Perte du sentiment d'activité musculaire.*

Le sentiment d'activité musculaire semble être « le résultat de la mise en jeu des nerfs sensitifs qui traversent les muscles, et qui transmettent au cerveau les impressions résultant de la contraction et du relâchement alternatif des fibres musculaires. » (Rendu) Cette définition nous donne l'idée des troubles qu'entraîne avec elle la disparition de ce sentiment. Ces troubles diffèrent suivant que le sens musculaire a plus ou moins complètement disparu. S'il n'est que diminué, la malade n'a plus conscience de la position de ses membres, ni des mouvements qu'on leur imprime, lorsque le toucher ou la vue ne viennent pas la renseigner à cet égard. Chez une de nos malades, dont on avait préalablement bandé les yeux, on pouvait soulever la jambe gauche, la placer dans la flexion, l'adduction etc..., sans qu'elle eût conscience de ces mouvements; si l'on faisait cette expérience pendant que la malade était couchée, elle croyait que sa jambe reposait toujours sur le lit. Plus tard, quand la paralysie eut en partie disparu, si on l'engageait à porter sa jambe à droite, à gauche, en haut, etc..., elle accomplissait ces mouvements avec une netteté suffisante; le sens musculaire n'avait pas complètement disparu chez elle. A un degré plus prononcé d'anesthésie musculaire, alors que la paralysie est en voie d'amélioration, les mouvements spontanés sont irréguliers, la marche se fait mal, les pieds se portant à droite et à gauche au lieu de se diriger directement en avant. Ces malades deviennent souvent incapables de tenir un objet dans la main ou de le lâcher à volonté, non parce qu'elles sont paralysées, mais quand leurs yeux sont fermés, elles ne savent plus si leur main est fléchie où si elle est étendue; l'ignorance du degré de contraction musculaire peut-être portée si loin, que ces malades écraseront un objet fragile dans la main en voulant le saisir. Quand cette anesthésie est complète, les mouvements ne peuvent plus s'accomplir sans le secours de la vue, les malades croient changer leurs membres de place, alors qu'elles les laissent immobiles; elles sont paralysées la nuit, et deviennent capables de se mouvoir pendant le jour. D'après Duchenne (de Boulogne), cet état d'alternative fut pris par un médecin pour une maladie intermittente, et traité par le sulfate de quinine. On observe rarement la perte du sens musculaire parvenue à un degré si prononcé, mais les cas où les hémiplégiques hystériques n'ont perdu que la conscience de la position des membres et des mouvements qu'on leur imprime sont bien plus nombreux.

Cet état particulier cesse dès que les malades ouvrent les yeux, et que la vue peut suppléer au sentiment d'activité musculaire diminué ou disparu. La sensibilité cutanée ne saurait venir en aide à ces malades, car le plus souvent elle est abolie.

Ce genre d'anesthésie envahit ordinairement tout le côté paralysé, ou tout l'appareil musculaire d'un membre. Il accompagne presque toujours les autres espèces d'anesthésie. L'observation de perte isolée du sentiment d'activité musculaire, que nous avons signalée dans le chapitre précédent, n'avait pas trait à une hémiplégie de nature hystérique.

§ V. — *Anesthésie des sens spéciaux.*

Les sens spéciaux, la vue, l'ouïe, l'odorat, etc., peuvent être troublés dans leur fonctionnement, comme les autres appareils de la sensibilité générale. Cette anesthésie survient, d'ordinaire, longtemps après celle de la peau et des muqueuses : lorsqu'elle existe, celle-ci l'accompagne toujours. Si une première attaque d'hémiplégie hystérique ne produit pas l'amaurose ou la surdité, il est rare qu'une seconde ou une troisième ne les occasionne pas. Les troubles des sens spéciaux ne se manifestent ordinairement que du côté paralysé ; lorsqu'ils envahissent l'autre côté, ils s'y montrent avec une intensité moindre. On les voit ordinairement s'amender avec les autres troubles de la sensibilité, à mesure que la paralysie disparaît : leur disparition subite a aussi été observée à la suite d'un traitement local uniquement dirigé contre l'anesthésie cutanée.

1° *Vue.* — On peut classer les troubles visuels observés dans le cours de l'hémiplégie hystérique en deux catégories, l'amblyopie et l'amaurose.

L'amblyopie comprend les cas dans lesquels la vision n'est que diminuée, l'amaurose ceux dans lesquels elle est abolie.

Amblyopie. — L'amblyopie monoculaire, c'est-à-dire gauche, quand elle existe à un faible degré, passe souvent inaperçue, grâce au fonctionnement régulier de l'autre œil. Pour la constater, il suffit de fermer l'œil sain, et on le reconnaît alors aux signes suivants : la vision des objets n'est pas nette, ceux-ci paraissent entourés d'un cercle de diffusion ; la vision des couleurs se fait mal, leurs nuances ne sont plus perçues dans toute leur netteté, souvent le jaune paraît blanc, le vert devient noir; on a donné à ce défaut de perception nette des couleurs, le nom de dischromatopsie. — L'étendue du champ visuel est diminuée ; les parties qui se rapprochent du centre de la rétine restent seules capables de percevoir les sensations lumineuses ; quelquefois, au lieu d'affecter cette forme concentrique, la diminution du champ visuel se fait sur toute une moitié latérale de la rétine, constituant alors l'hémyopie. — L'amblyopie s'accompagne ordinairement de l'anesthésie tactile de la conjonctive et de la cornée correspondante.

Amaurose. — L'amaurose est plus ou moins complète, suivant que les malades, malgré le défaut de vision nette, peuvent encore distinguer le jour de la nuit, ou restent plongés dans une obscurité complète. Elle peut naître subitement après l'attaque d'hémiplégie, ou succéder à une amblyopie, qui augmente graduellement. Celle que présentait notre malade du nº 30 se montra subitement à la suite d'une seconde attaque d'hémiplégie hystérique; elle fut d'abord binoculaire, mais elle disparut bientôt de l'œil droit pour se localiser à gauche, ainsi que les autres troubles de la sensibilté et du mouvement.

Chez cette malade, l'amaurose s'accompagna d'une contracture des muscles oculaires, donnant lieu à un strabisme convergent des deux yeux. La pupille gauche resta pendant ce temps immobile et dilatée.

Tous ces troubles visuels ne répondent pas, en général, à des lésions intra-oculaires. M. Galezowski les attribue à des spasmes des vaisseaux des centres optiques; cependant l'examen du fond de l'œil a révélé, dans quelques cas, l'existence d'une véritable névro-rétinite et d'une atrophie papillaire.

2° *Ouïe.* — La perte de l'ouïe est quelquefois précédée d'une délicatesse exagérée de ce sens, ainsi que nous l'avons observé chez une de nos malades. La surdité qu'on observe, dans ce cas, a beaucoup d'analogie avec celle que produit l'ingestion d'une trop grande quantité de sels de quinine. Elle s'accompagne de bourdonnement, de sifflement dans les oreilles, persistants et très-pénibles. Il est rare que la surdité soit absolue; on la voit souvent s'améliorer plus rapidement que les autres troubles de la sensibilité.

3° *Goût, odorat.* — Nous serons plus bref encore sur l'anesthésie des sens du goût et de l'odorat. En traitant de l'anesthésie des membranes muqueuses, nous avons parlé de l'insensibilité au contact qu'on observe sur les muqueuses de la langue et des narines du côté correspondant à la paralysie. Outre cet état particulier, les parties anesthésiques de la langue et des muqueuses nasales ont perdu la propriété de percevoir les saveurs et les odeurs. On peut déposer sur les papilles linguales des substances amères ou sucrées, acides ou alcalines, les malades ne perçoivent plus ou perçoivent mal les qualités sapides inhérentes à chacune de ces substances. Il en est de même des essences les plus fortes et les plus pénétrantes, l'action de les flairer ne laisse percevoir aucune odeur.

Chacune de ces différentes anesthésies n'est pas observée dans le cours de toutes les hémiplégies hystériques. L'une ou l'autre peut faire défaut ou passer inaperçue.

ÉTAT DE LA SENSIBILITÉ A L'ÉLECTRICITÉ.

On pratique la faradisation cutanée et musculaire à l'aide, soit d'éponges humides enfoncées dans un cylindre métallique creux, soit de corps métalliques pleins, soit de fils métalliques (balai métallique).

Chacun de ces modes d'électrisation produit une sensation différente : les éponges humides produisent l'effet d'une brosse rude qui déchire la peau, les corps métalliques pleins agissent plus énergiquement encore. Quant au balai métallique, il occasionne une sensation que les malades comparent à celle que produiraient des aiguilles enfoncées dans les tissus. Du reste, toutes ces sensations varient suivant le degré d'excitabilité des sujets et suivant la région sur laquelle on les produit. — La peau de la face est la plus sensible à l'électricité d'induction, puis successivement après elle, celle du cou, du tronc, et des membres; l'excitabilité électro-cutanée est également plus grande sur les faces interne et antérieure des membres que sur leurs faces externe et postérieure. La peau de la main et celle de la face plantaire sont peu sensibles à ce genre d'excitation.

La faradisation ne produit pas sur la peau les graves altérations qu'occasionne fréquemment la galvanisation; aussi l'emploie-t-on de préférence à cette dernière. Quant à la sensibilité électro-musculaire, Duchenne (de Boulogne) dit : « Quand on faradise un rameau musculaire avec un courant d'une intensité modérée, on obtient une contraction assez forte, avec une sensation sourde indolente; si la force du courant est augmentée, et que ses intermittences soient plus rapides, les sensations augmentent proportionnellement, au point de devenir douloureuses; ces sensations douloureuses peuvent même se prolonger après l'opération et se transformer en douleurs névralgiques » (1).

Nous avons cru qu'il était nécessaire d'entrer dans les détails précédents, avant de signaler l'état de la sensibilité électrique chez nos deux malades.

(1) Duchenne (de Boulogne). De l'Électrisation localisée.

Chez l'une (Obs. n° 1), l'électrisation à l'aide des éponges humides, à l'aide du balai métallique, ne donnait lieu à aucune sensation même quand elle était prolongée. L'électro-puncture produisait une sensation douloureuse, surtout quand on la pratiquait sur les faces internes des membres. — Chez l'autre (Obs. n° 2), les éponges humides n'éveillaient d'abord aucune sensation pendant les premières minutes de leur application, mais le courant d'induction étant à son maximun d'intensité, et l'électrisation étant prolongée, la malade percevait bientôt une sensation douloureuse qui devenait très-pénible, quand on appliquait les réophores sur certains points de la surface cutanée. Quelques parties de la peau insensibles devenaient sensibles aux piqûres, après une séance d'électrisation de quelques minutes. L'électro-puncture pratiquée chez cette malade fut de suite douloureuse, elle devint même bientôt intolérable.

Quant à la sensibilité électro-musculaire, Duchenne (de Boulogne) pense que toujours elle est diminuée ou abolie dans la paralysie hystérique. Nous verrons, dans le chapitre suivant, quelle importance cet auteur éminent attachait à la diminution de la sensibilité électro-musculaire, dans le dignostic des hémiplégies.

CHAPITRE IV.

DIAGNOSTIC.

Nous ne nous dissimulons pas que le diagnostic de l'anesthésie dans les différentes maladies nécessite une compétence qui nous manque. En effet, si cette étude est déjà fort difficile lorsque la maladie qui produit l'anesthésie est simple et bien déterminée, elle devient encore bien plus délicate quand plusieurs affections morbides coexistent chez le même malade, et mélangent leurs symptômes. Dans cette partie de notre travail, comme dans les précédentes, nous nous efforcerons d'être aussi élémentaire que possible, en laissant de côté les exceptions. La thèse d'agrégation si complète de M. Rendu (1) nous sera d'une grande utilité pour la rédaction de ce chapitre.

1° *Anesthésie de cause cérébrale.*

1° *Maladie des méninges.* — Les maladies des méninges, dans le cours desquelles on observe l'anesthésie, sont les méningites et les hémorrhagies méningées. Ces affections ne donnent généralement pas lieu à une anesthésie très-prononcée. Les troubles de la sensibilité qu'on observe plus spécialement dans le cours de ces maladies sont au contraire une surexcitation de la douleur, une hyperesthésie. Quand la diminution de la sensibilité apparaît, c'est toujours à la fin de la maladie, elle est un signe précurseur de la mort. On peut même se demander si l'anesthésie qu'on observe à ce moment n'est pas plutôt le résultat de l'indifférence, du coma dans lequel le malade est plongé. Quand l'exsudat inflammatoire exerce une compression sur l'un des hémisphères cérébraux, il n'est pas très-rare d'observer, à cette période de la maladie, une véritable hémiplégie, abolissant les fonctions du mouvement et de la sensibilité. Cette

(1) Des Anesthésies spontanées. Rendu.

anesthésie, d'après Troisier, porte de préférence sur les sensations tactiles. Si l'inflammation est chronique, et qu'elle siége à la base de l'encéphale, les malades ressentent des douleurs fulgurantes très-vives, bien que la peau soit insensible; quelle que soit la forme sous laquelle l'anesthésie encéphalique se présente, quelle que soit son intensité, elle diffère de l'anesthésie hystérique au point de vue de la conscience que les malades ont de son existence. Les hystériques, nous l'avons vu, n'attirent jamais d'elles-mêmes l'attention du médecin sur ce point, leur anesthésie veut être recherchée; les encéphaliques, au contraire, ne sont pas indifférents à l'existence de ce symptôme, et quand il existe, ils savent fort bien le faire remarquer; l'exemple suivant est concluant à cet égard. « J'avais, dit M. Lasègue, en même temps deux malades, l'une, fille hystérique, était profondément anesthésiée de la presque totalité du corps et en particulier de la portion supérieure des cuisses, et de la moitié inférieure du bas-ventre. L'insensibilité, dont elle n'avait nulle conscience, avait envahi et occupait les organes externes de la génération. — L'autre, militaire, âgé d'une quarantaine d'années, m'était adressé par un de mes confrères, et venait me consulter exclusivement pour une anesthésie dont il avait exactement déterminé le siége, et qui s'était fixée sur la même région. Le pubis, le pénis, le pli de l'aine et le périnée étaient insensibles, et le malade racontait lui-même par quelle pénible émotion il avait passé en découvrant cette singulière maladie, bien que l'aptitude à l'érection fut conservée. La première avait l'anesthésie hystérique, le second ,sujet à des accidents encéphaliques...., avait l'anesthésie encéphalique»(1). Les hémorrhagies méningées ne donnent pas lieu constamment à l'anesthésie cutanée; Boudet (1), dans une série de 41 observations, n'a signalé que 15 fois son existence : les expériences de Ferrier engageraient à croire que les hémorrhagies méningées qui se font sur la partie postérieure des hémisphères donnent plus fréquemment lieu à des troubles de la sensibilité, que celles qu'on observe à la face antérieure et bulbaire.

2o *Maladies du cerveau.* — Les affections du cerveau les plus fréquentes sont l'hémorrhagie et le ramollissement. Ces deux affections donnent ordinairement naissance à une hémiplégie tantôt droite, tantôt gauche, suivant le siége de la lésion dans les hémisphères; cette hémiplégie diffère de l'hémiplégie hystérique en ce qu'elle entraîne rarement avec elle une anesthésie très-prononcée, abolissant à la fois la sensibilité générale et la sensibilité spéciale. L'insensibilité qu'on constate aussitôt après l'attaque relève plutôt du coma dans lequel se trouve le malade, que d'un défaut de perception réel. Il existe cependant un trouble sensitif qu'on observe chez tous les hémiplégiques cérébraux lorsque la paralysie est en voie d'amélioration. Si l'on pince un point de la surface cutanée de ces malades, ils accusent aussitôt une sensation douloureuse, mais au lieu de la rapporter à l'endroit qu'on a pincé, ils portent la main dont les mouvements sont libres sur une autre région du corps, généralement au creux épigastrique. (Potain).

(1) Lasègue. *Arch. de méd.*, 1864.

(2) Boudet. Mémoire sur l'hémorrhagie des méninges. *Journal des connaissances med. chirurg.*, 1838.

En regard de ces observations d'hémorrhagie, de ramollissement cérébral, où l'anesthésie est très-incomplète, et fait même le plus souvent défaut; nous devons rapporter d'autres cas fort peu nombreux il est vrai, mais cependant très-bien observés, dans lesquels l'anesthésie fut complète du côté paralysé, et persista longtemps après la disparition de la paralysie. Türck, de Vienne, fut le premier qui attira l'attention des médecins sur ce point. Après lui, MM. Charcot et Vulpian vérifièrent l'exactitude du fait, et en donnèrent par leurs travaux la plus grande confirmation. L'anesthésie à laquelle nous faisons allusion est exclusivement unilatérale, et intéresse aussi bien la sensibilité générale que la sensibilité spéciale; en un mot, elle est tout-à-fait analogue à celle que nous avons observée dans le cours des hémiplégies de nature hystérique. La ressemblance en serait complète, si l'on n'avait recours à la faradisation pour les distinguer l'une de l'autre. On se rappelle en effet, d'après ce que nous avons écrit dans le chapitre précédent, que la sensibilité électro-musculaire est toujours diminuée ou abolie dans la paralysie hystérique; or les recherches de Duchenne (de Boulogne) ont également démontré que cette même sensibilité électro-musculaire est en général conservée dans les hémiplégies d'origine cérébrale. « La coexistence, dit-il, de la diminution ou de l'abolition de la sensibilité électro-musculaire et de l'intégrité de l'irritabilité que l'on observe dans la paralysie hystérique, distingue presque toujours celle-ci de la paralysie cérébrale, où la sensibilté électro-musculaire est en général intacte » Cet auteur éminent ajoutait une telle importance à ce phénomène, que sans consulter les antécédents, sans interroger les malades, il parvenait à distinguer les hémiplégies hystériques des hémiplégies cérébrales par l'état de la sensibilité électro-musculaire. L'examen pathogénique et pathologique des mêmes malades par un autre médecin, M. Briquet, confirmait son diagnostic.

L'autopsie de quelques-uns des cas, où l'hémi-anesthésie avait été observée, révéla l'existence d'une lésion constante de la substance blanche encéphalique au niveau de la couronne rayonnante de Reil. On pourrait donc supposer que toutes les fibres nerveuses sensitives viennent converger à cet endroit, ainsi que M. Veyssière l'a confirmé depuis, expérimentalement (1). De ces considérations, il résulte également que les hémorrhagies cérébrales ne déterminent l'anesthésie que lorsqu'elles siégent au niveau de la couronne rayonnante de Reil.

Ce que nous venons de dire au sujet des affections cérébrales précédentes ne saurait s'appliquer aux tumeurs intra-crâniennes. Dans ce genre d'affection, l'anesthésie du tronc et des membres, sans être rare, est loin de se manifester constamment. Sur 185 observations de tumeurs cérébrales recueillies par MM Ball et Krishaber, 22 seulement signalent l'existence d'une anesthésie plus ou moins complète ; il est vrai, néanmoins, qu'un ou plusieurs des nerfs crâniens étaient toujours atteints dans leur distribution sur la face. Jamais on a observé dans ces cas une hémi-anesthésie véritable de tout un côté du corps. — Une étude plus appronfondie de cette partie de notre travail nous entrainerait certainement à parler de la localisation cérébrale des tu-

(1) Veyssière. Thèse de Paris, 1873.

meurs, ce travail est trop au-dessus de nos forces pour que nous osions l'aborder.

2° *Anesthésie dans les maladies mentales.*

L'anesthésie est un symptôme qu'on rencontre dans un grand nombre de maladies mentales, aussi bien dans celles qui proviennent d'une dépression de l'organisme que dans celles qui semblent résulter d'un état d'excitation, en un mot, on l'observe chez les mélancoliques aussi bien que chez les maniaques. L'intensité de l'anesthésie peut être telle que les malades s'infligent quelquefois les tortures les plus atroces sans paraître en souffrir. Les traités spéciaux fourmillent d'exemples à ce sujet. On a vu un mélancolique se brûler volontairement les jambes et les regarder dans le feu sans manifester aucune émotion (1) (Moreau); on en a vu un autre maintenir sa tête sur un brasier (Morison). Horeau (2) raconte l'histoire d'aliénés qui se faisaient des plaies profondes aux organes génitaux, ou se détachaient le mamelon avec un fil; Esquirol parle d'un maniaque qui s'était précipité d'un 4e étage, et disait après sa chute ne ressentir aucun mal. Il serait facile de multiplier les observations de ce genre. — L'affection mentale qui donne le plus souvent lieu à des troubles de la sensibilité est sans contredit la paralysie générale : M. de Crozant d'abord, puis Michéa et Guislain y ont insisté dans des ouvrages spéciaux. D'ordinaire l'anesthésie qu'on observe dans le cours de cette affection est diffuse, disséminée çà et là sur la surface

(1) Moreau. Psychologie morbide.
(2) Thèse de Paris, 1872.

cutanée par îlots irréguliers; cependant on l'a vue aussi se localiser, et prendre même quelquefois la forme hémiplégique. Quant au moment de son apparition, Calmeil pense qu'elle n'apparait en général qu'à la période ultime de la maladie ; Baillarger, au contraire, est d'avis que l'anesthésie constitue un des symptômes primitifs de la paralysie générale.

Nous devons faire remarquer que l'anesthésie n'est pas un symptôme permanent dans le cours des maladies mentales; on ne l'observe quelquefois qu'à une seule période de la maladie. Elle ressemble à l'anesthésie hystérique en ce que les aliénés n'ont presque jamais conscience de son existence.

3° *Anesthésie de cause spinale.*

1° *Myélites.* — Quand la maladie se déclare subitement à la suite d'un refroidissement ou de toute autre cause, c'est parfois l'anesthésie qui l'annonce par son apparition subite. D'habitude cependant, ce n'est point ainsi qu'elle apparaît ; les premiers troubles de la sensibilité consistent en fourmillements et en picotements très-incommodes dans les membres inférieurs ; la sensibilité s'émousse d'abord, puis elle disparaît complètement à mesure que la paralysie fait des progrès ; il est digne de remarque que les parties qui deviennent insensibles sont le siége d'élancements très-douloureux.

Parvenus à cette période, les symptômes de la maladie font reconnaître presque sûrement la myélite, et il ne reste plus aucun doute à cet égard si l'anesthésie et la paralysie prennent une marche ascendante.

Cette description de l'anesthésie, telle que nous venons de la faire, est celle qui se rapporte à la myélite aiguë, occupant toute l'épaisseur de la moelle ; lorsque l'inflammation s'est localisée dans un point limité de son étendue, on observe alors des phénomènes d'anesthésie tout-à-fait différents. D'ordinaire, au lieu d'occuper la totalité des membres inférieurs, l'anesthésie n'envahit qu'une partie de la surface cutanée de cette région. Dans les points où elle existe, l'anesthésie est rarement complète; on observe plutôt les troubles de la sensibilité suivants.

Pour parvenir à l'encéphale, la sensation éprouve un véritable retard, on dirait qu'elle rencontre des obstacles sur son chemin; en outre, elle persiste pendant un temps quelquefois très-long, comme si elle voulait « gagner en durée ce qu'elle perd en intensité. »

Enfin, ces malades présentent un symptôme dont nous avons déjà signalé l'existence au sujet de l'anesthésie d'origine cérébrale, nous faisons allusion au défaut de notion du point excité ; ils ont de la tendance à rapporter à un autre endroit de la peau, au sein par exemple, l'excitation qu'on aura pratiquée au niveau de l'ombilic; cette fausse interprétation s'explique peut-être parce que « l'impression transmise par des voies détournées est rapportée à la périphérie des nerfs venant des cellules saines qui peuvent la recevoir. » (Bouchard.)

Si au lieu de se limiter à un foyer, la myélite devient diffuse, la sensibilité est presque toujours assez bien conservée; on en comprendra la raison, si l'on se rappelle que les myélites diffuses ont plus de tendance à s'étendre sur une large surface qu'à pénétrer dans la profondeur de la moelle; la substance grise est en quelque sorte conservée, et la transmission des sensations s'opère normalement.

Nous ne saurions terminer ce qui a trait à l'anesthésie de cause spinale, sans parler de celle qui ne manque jamais de se montrer dans l'ataxie locomotrice.

Cette anesthésie se présente sous tous les aspects et à tous les degrés, on la rencontre en général sur les membres inférieurs et le tronc, cependant on l'a vue aussi envahir un seul côté de la peau et des muqueuses de la face, bien que les nerfs de cette région ne tirent pas leur origine de la moelle. Elle atteint spécialement le sentiment d'activité musculaire, de sorte que la disparition de ce sentiment entraîne avec elle tous les inconvénients que nous avons signalés dans le cours du chapitre précédent. Nous n'y reviendrons pas.

4° *Anesthésie due à des lésions nerveuses.*

Le traumatisme des nerfs donne lieu à une anesthésie plus ou moins complète, suivant qu'ils sont tout-à-fait sectionnés ou seulement contus ; on constate cette anesthésie dans la sphère de distribution du nerf qui a été lésé.

La névrite, la névralgie peuvent également donner lieu à une diminution de la sensibilité cutanée ; l'anesthésie qu'on observe dans le cours du zona n'a pas d'autre origine. C'est probablement aussi à la même cause que nous devons rapporter la maladie qui a été décrite sous le nom d'anesthésie de la cinquième paire.

Nous rattachons enfin à ce groupe l'anesthésie, que les auteurs ont signalée chez les lépreux, car il ressort des travaux les plus récents sur ce sujet, que la lèpre entraîne presque toujours une périnévrite des extrémités nerveuses, et parfois des gros troncs nerveux (1).

Les caractères suivants appartiennent en général à ce groupe d'anesthésies. Presque toujours on les observe sur une région de la peau qui correspond à la distribution d'un nerf; elles sont peu envahissantes, et présentent une certaine fixité ; enfin elles s'accompagnent en général de douleurs excessivement vives.

5° *Anesthésie dans les névroses.*

Nous devons considérer comme appartenant aux névroses l'hystérie, l'épilepsie, la chorée et l'hypochondrie.

Nous avons suffisamment décrit l'anesthésie hystérique dans le chapitre précédent, pour que nous jugions inutile d'y insister encore en cet endroit.

L'épilepsie simple, c'est-à-dire celle qu'on ne saurait rattacher qu'à une névrose, ne donne jamais lieu à l'anesthésie ; les troubles de la sensibilité qu'on observe quelquefois chez les épileptiques dépendent plutôt de lésions cérébrales concomitantes que de l'épilepsie elle-même.

Nous ne pourrions en dire autant de la chorée. En 1830, dans un mémoire de l'Académie de médecine, M. G. Sée fait allusion à l'anesthésie qu'on observe quelquefois dans le cours de la chorée, mais il n'y ajoute qu'une importance secondaire, en raison du peu de fré-

(1) Lamblin. Thèse de Paris, 1870.

quence de ce phénomène. Quelques années plus tard M. Moynier (1) se montra plus affirmatif à cet égard, et regarda la diminution ou la perte de la sensibilité comme un symptôme constant de la chorée.

Nous croyons que l'opinion de M. le professeur Sée se rapproche davantage de la vérité, et qu'il convient de regarder l'anesthésie comme un signe non pas exceptionnel, mais assez inconstant de la chorée. Cette anesthésie consiste le plus souvent en une légère diminution de la sensibilité, il est rare qu'on l'observe absolue. Sa distribution sur la surface cutanée varie suivant celle des mouvements choréiques, partielle quand la chorée est partielle, diffuse quand elle est généralisée, elle envahit souvent tout un côté de la peau, dans le cas d'hémichorée.

Il n'en est pas de même de l'hémichorée post-hémiplégique décrite par M. Charcot ; celle-ci, symptomatique d'une lésion cérébrale, rentre par conséquent dans le groupe des affections encéphaliques, et non pas dans celui des névroses; l'hémichorée post-hémiplégique produit fréquemment une hémi-anesthésie complète abolissant aussi bien la sensibilité générale que la sensibilité spéciale de tout un côté du corps.

L'anesthésie hypochondriaque est connue depuis longtemps ; en 1848, Beau faisait remarquer sa fréquence et la faisait consister plutôt dans une perte de la sensibilité à la douleur. Cette anesthésie a beaucoup d'analogie avec celle des aliénés. On n'en sera pas surpris, si l'on songe que l'hypochondrie parvenue, à sa der-

(1) Moynier. Thèse de Paris, 1855.

nière période, ressemble beaucoup à l'aliénation mentale.

6° *De l'anesthésie dans le cours des intoxications et de quelques maladies aiguës et chroniques.*

L'anesthésie saturnine apparaît à une période avancée de l'intoxication, et coïncide en général avec la paralysie des extenseurs, bien qu'on l'observe aussi quelquefois en l'absence de toute diminution dans l'étendue des mouvements musculaires. On crut d'abord qu'elle n'envahissait jamais qu'une faible étendue de la surface cutanée, etsurtout celle du bras ; d'ailleurs, cette opinion était conforme aux recherches de Manouvriez qui avait fait remarquer que la paralysie se localisait sur les muscles superficiels en contact avec le plomb. mais les observations de M. Raymond, signalées par M. Rendu dans sa thèse d'agrégation, démontrèrent bientôt que l'anesthésie saturnine peut s'étendre quelquefois à tout un côté de la peau du corps, et simuler une hémi-anesthésie d'origine célébrale. M. Rendu donne à ces observations une grande importance, au sujet de l'interprétation qu'on doit donner aux troubles de la sensibilité dans l'intoxication saturnine. Suivant cet auteur, en effet, elles tendraient à prouver que ceux-ci ne dépendent pas toujours d'une altération nerveuse périphérique, ainsi quel'ont démontré MM. Lancereaux et Gombault, mais quelquefois aussi d'une véritable lésion centrale.

L'alcoolisme chronique produit fréquemment l'anesthésie, nous ne dirons rien de ses caractères en raison de leur inconstance ; son existence paraît résulter d'une multitude de lésions inflammatoires chroniques siégeant particulièrement dans les centres nerveux, et analogues à celles que l'alcoolisme produit dans les organes viscéraux.

Nous terminerons enfin ce chapitre par une description rapide des anesthésies qu'on observe dans le cours de quelques maladies aiguës et chroniques, et de quelques affections cutanées. « Le type de ces anesthésies est celle dont la diphthérie nous offre de si fréquents exemples » (Rendu). On sait que la diphthérie donne souvent lieu à des paralysies qui apparaissent à la fin de la maladie, généralement pendant la convalescence. Tous les cas de paralysie ne s'accompagnent pas nécessairement de troubles du côté de la sensibilité, mais ceux-ci se rencontrent dans un assez grand nombre de cas. — La distribution de cette anesthésie est soumise à de grandes variations ; localisée souvent au voile du palais, ainsi que la paralysie, on l'a vue aussi s'étendre sur une grande partie de la peau ; rarement elle envahit les appareils de la sensibilité spéciale. Quant à son origine, MM. Charcot et Vulpian ont démontré qu'elle pouvait tenir à une altération des nerfs périphériques ; MM. Royer et Damaschino ont pu même suivre ces altérations nerveuses jusqu'aux racines antérieures de la mœlle.

Les autres maladies aiguës et chroniques pouvant donner lieu à des phénomènes d'anesthésie variables par leur intensité, leur étendue et leur persistance, sont très-nombreuses ; on les a observés dans le cours de la péritonite, de la pleurésie, de la variole, de la fièvre typhoïde, à certaines périodes de la phthisie pulmonaire, des maladies du cœur, de la syphilis, etc... MM. Gubler (1), Leudet (2), Fournier (3), ont fait des recherches particulières à cet égard. — Quelle que soit son origine, l'anesthésie présente des caractères généraux, communs à chacune des maladies qui l'ont déterminée. Elle est essentiellement mobile, de légère intensité, et en général liée à des troubles du côté du mouvement ; si elle devient persistante, si elle a de la tendance à s'étendre d'avantage, il est à craindre qu'elle provienne d'une lésion nerveuse centrale survenue dans le cours de la maladie primitive (Westphal).

L'analgésie syphilitique, observée surtout chez les femmes, aurait, d'après M. Fournier, ses siéges de prédilection sur la face dorsale du poignet et sur les seins, rarement elle envahirait les muqueuses et les muscles. Bien que cette distribution de l'analgésie ne soit pas en général celle qu'on observe chez les hystériques, M. Rendu pense que cet ensemble de caractères « ne suffit pas pour imposer la conviction que les malades décrites par M. Fournier ne sont point des hystériques, modifiées si l'on veut dans certaines de leurs allures par la syphilis, mais enfin des hystériques. »

L'anesthésie peut aussi être occasionnée quelquefois par des maladies cutanées, telles que les éruptions artificielles en général, l'éczéma, le psoriasis, le lichen, etc... Cette variété d'anesthésie est superficielle, passagère et peu intense ; elle atteint plus particulièrement le sentiment de la température.

(1) Gubler. Des paralysies dans leurs rapports avec les maladies aiguès. *Arch. gén. de méd.*, 1860.

(2) Leudet. Des troubles nerveux périphériques dans les maladies chroniques. *Arch. gén. de méd.*, 1864.

(3) Fournier. Leçons sur la syphilis, 1873.

CHAPITRE V.

TRAITEMENT.

Une certaine catégorie d'hystériques éprouvent si peu d'inconvénient de l'anesthésie légère dont la peau est le siége, qu'il semble inutile au médecin de chercher à les en débarrasser. Le traitement curatif que nous aurons à étudier ne doit être employé que dans les cas intenses où l'anesthésie devient un inconvénient réel pour les malades. En traitant de la symptomatologie, nous avons vu combien ces inconvénients sont parfois nombreux, et combien de troubles fonctionnels ou morbides ils peuvent occasionner, il est donc d'une grande importance que le médecin sache les éviter ou les faire disparaître quand ils existent.

Les deux symptômes morbides essentiels, sous l'influence desquels se trouvent les malades que nous avons étudiées, sont tels, que la médication employée pour combattre l'un, l'hémiplégie, agira en même temps sur l'autre, l'hémi-anesthésie. Le traitement sera de cette façon singulièrement simplifié; il aura deux résultats, celui de rendre à la malade les mouvements qu'elle a perdus, et celui de ramener la sensibilité abolie.

Deux sortes de médication sont généralement décrites par les auteurs, pour la guérison de l'anesthésie hystérique; l'une agit sur l'organisme tout entier, c'est la médication générale; l'autre limite son action aux parties extérieures, c'est la médication locale.

La première est peu employée et surtout peu efficace; aussi lui consacrerons-nous très-peu de développement.

Elle consiste à administrer aux malades, soit de l'opium, ainsi que l'avait établi M. Gendrin, soit à les tenir sous l'influence du chloroforme et de différents anti-spasmodiques. Les faibles avantages que les médecins ont retirés de l'emploi de cette médication pour la guérison de l'anesthésie, l'ont fait bientôt abandonner. On ne la met plus en usage que lorsque l'anesthésie s'accompagne de douleurs très-vives, ce qui est assez fréquent.

La médication réellement efficace, nous dirions presque infaillible, dans les cas les plus intenses, comme dans les plus légers, est la médication locale. Briquet prétend qu'elle réussit huit fois sur dix.

Nous allons étudier son application sur les différentes régions du corps qui peuvent être affectées d'anesthésie.

Peau. — On peut ramener la sensibilité cutanée éteinte à l'aide des moyens suivants :

1° Les frictions sèches avec un linge rude,; les frictions humides avec un liniment stimulant, ammoniacal, par exemple, avec l'huile essentielle de moutarde, le baume de Fioraventi, etc.;

2° Les sinapismes, les emplâtres vésicants;

3° Les douches, l'hydrothérapie, le massage;

4° La faradisation.

Quelques-uns de ces moyens curatifs, les premiers surtout, ayant l'inconvénient de produire des éruptions cutanées, souvent très-désagréables, sont peu employés. La faradisation, au contraire, est celui auquel on a généralement recours, en raison de son application inoffensive, quand on sait en modérer l'emploi, et des guérisons complètes qu'il produit avec une rapidité surprenante.

On pratique la faradisation avec les éponges humides, ou les brosses métalliques; on peut même, de préférence, employer l'une et l'autre à la fois. Si l'emploi de ces deux procédés ne réussit pas à faire naître une sensation quelconque chez la malade, on a recours à l'électro-puncture qui manque rarement de produire ses effets. Chaque séance d'électrisation ne doit pas être prolongée au delà de 10 à 15 minutes. L'électricité n'a d'abord d'autre effet que celui de produire de légers fourmillements; ceux-ci augmentent jusqu'à devenir une véritable piqûre, puis la douleur apparaît et se montre bientôt intolérable. Les parties de la peau insensibles au contact et aux piqûres ne tardent pas à devenir sensibles à ces sortes d'excitations, quand on les a soumises à l'influence d'un courant d'induction pendant quelques minutes. Il est vrai que l'insensibilité reparaît bientôt, si on vient à cesser la faradisation pour ne plus l'employer; cependant on a vu aussi quelques anesthésies disparaître définitivement après une seule séance ; en général, il en faut un plus grand nombre pour fixer la guérison.

L'observation suivante, empruntée au traité d'électrisation localisée de Duchenne (de Boulogne), établit si bien le mode d'application et l'efficacité de ce traitement, que nous croyons devoir la reproduire presque tout entière à cet endroit. Cette description est la meilleure qu'on puisse faire, de l'emploi de l'électricité pour la guérison de la paralysie et de l'anesthésie chez les hystériques.

OBSERVATION LXXV. — Charité, salle Sainte-Marthe, n° 31, service de M. Briquet.

Hystérie, paraplégie incomplète et affaiblissement musculaire dans le membre supérieur gauche; anesthésie cutanée, musculaire et osseuse; perte de la sensibilité de la conjonctive, de la muqueuse nasale, buccale et linguale du côté gauche; perte des sens du toucher, de l'odorat et du goût, du même côté; aménorrhée; guérison par la faradisation localisée.

Après l'emploi des divers moyens usités, l'état de la malade ne changeant pas, M. Briquet me permet d'étudier l'influence thérapeutique de la faradisation, que j'applique pour la première fois le 11 octobre 1848.

Le 20. En une seule séance de cinq minutes, la sensibilité de la face est revenue sous l'influence de l'excitation cutanée par la main électrique. En deux séances, les sens de l'odorat et du goût ont reparu, au moyen des procédés de faradisation que j'ai exposés dans le chapitre II.

Excitation électro-cutanée du membre supérieur. — Les balais métalliques, excitateurs, placés sur la peau, n'éveillent aucune sensation pendant les premières minutes, l'appareil étant au maximum et marchant avec des intermittences rapides; mais bientôt après apparaissent, dans les points qui sont en rapport avec ces réophores, les phénomènes suivants : rougeur, chaleur, léger chatouillement, rapidement suivi d'une sensation de brûlure, de piqûre intolérable, ce qui me force de remplacer les balais métalliques par les réophores métalliques pleins, et de diminuer l'intensite du courant de moitié. Dans le point où l'excitateur est placé, la sensibilité de la peau est revenue, mais l'insensibilité persiste dans les autres points. Toute la surface cutanée du membre supérieur, excité par le même procédé, recouvre aussi sa sensibilité normale.

Fadarisation de la pulpe des doigts, des nerfs collatéraux de la main gauche et de la peau de la main. — L'épiderme de la main étant épais et sec, les réophores n'exercent aucune action physiologique, même avec un courant des plus intenses. La peau est alors légèrement humectée, et l'excitation électrique devient à l'instant très-vive, lorsqu'on promène les balais métalliques sur la face dorsale de la main, surtout sur la pulpe des doigts. En dix minutes, le sens du toucher est presque normal; la malade distingue les différentes parties d'un crayon, la tête d'une épingle, qu'elle attache à son mouchoir, ce qu'elle n'a pu faire depuis longtemps.

Le 12. Retour de la menstruation absente depuis 3 mois. Les muscles sont faradisés, au maximum de l'appareil, et bien que les excitations soient très-énergiques, la malade n'en a point la conscience dans les points où existe l'anesthésie. Si l'excitation électro-musculaire est prolongée dans un muscle, et que les intermittences soient un peu rapprochées, la sensibilité électro-musculaire reparaît, et la malade ne peut supporter un courant, même très-modéré. Quoique le muscle ait recouvré sa sensibilité normale, la peau qui lui est superposée reste insensible. Si l'excitation électro-cutanée rappelle la sensibilité dans un point de la peau, le muscle subjacent devient sensible lui-même. Ces expériences, répétées à plusieurs reprises sur différents points du corps, ont toujours donné les mêmes résultats.

La faradisation a été suspendue pendant plusieurs jours, et cependant les résultats acquis précédemment ont été conservés.

Électrisation électro-cutanée du pied gauche. — Retour rapide de la sensibilité. Après l'opération, la malade sent la résistance du sol, mais elle ne peut marcher seule; il lui semble que ces jambes pèsent énormément; elle ne peut soulever le membre inférieur gauche.

La veille, deux accès hystériques très-forts ont été suivis d'un engourdissement et d'un fourmillement dans tout le côté gauche. Le matin, tous les points du corps auquel la sensibilité avait été rendue, sont de nouveau frappés d'anesthésie, à l'exception de la peau du pied, qui a été faradisée la veille. Il suffit de passer rapidement les réophores métalliques pleins, et à un degré élevé au graduateur, pour rappeler la sensibilité perdue. Depuis l'accès hystérique, douleurs vives dans la tête et à l'épigastre. La douleur frontale a persisté depuis le dernier accès, et comme elle devient intolérable, j'essaye de l'enlever par la faradisation cutanée, au moyen de la main électrique; ce moyen a réussi complètement. (Pour être certain que l'imagination seule n'avait pas influencé cette action de la faradisation sur la céphalalgie, j'avais longtemps frictionné le front sans fermer le courant, et je n'avais pas modifié la céphalalgie.) Les douleurs épigastriques ont été enlevées par la fustigation électrique, pratiquée sur l'épigastre.

Le 1er novembre. Faradisation musculaire pendant cinq à dix minutes. Pour fixer la sensibilité dans les points autrefois anesthésiés, l'excitation électro-cutanée est pratiquée de temps en temps.

Le 10. Plusieurs accès hystériques ont eu lieu, et n'ont pas fait disparaître la sensibilité dans les lieux où la faradisation a été souvent appliquée ; mais l'anesthésie reparaît là où l'excitation électro-cutanée a été appliquée une seule fois.

Le 24. Sensibilité de la peau, partout normale. La force musculaire est complètement revenue depuis longtemps dans le membre supérieur. Dans le membre inférieur, la motilité n'a reparu que progressivement, et aujourd'hui, la marche et la force musculaire paraissent intactes... Plus de céphalalgie, de douleurs intercostales, abdominales et des fausses côtes ; plus de douleurs dans les membres... Peu de jours après, la malade est sortie complètement guérie de sa paralysie musculaire et cutanée. Deux mois après sa sortie, j'ai revu cette femme, dont la guérison paraissait solidement établie, malgré plusieurs accès d'hystérie.

L'anesthésie s'accompagne quelquefois de douleurs spontanées et provoquées si violentes, que la faradisation devient impossible à cause des troubles généraux qu'elle ne manque pas d'occasionner. Il faut alors avoir recours aux révulsifs, aux injections hypodermiques de chlorhydrate de morphine, aux applications sédatives, *loco dolenti;* quand les douleurs ont en partie disparu, on commence l'emploi de la faradisation, en se servant d'abord de courants très-faibles. Quelques médecins ont même soumis ces malades à la chloroformisation avant de les électriser.

Le traitement de l'anesthésie musculaire est tout entier dans la faradisation. Chaque contact de l'éponge humide produit une secousse et une douleur très-vive. Quand l'application des réophores sur les faisceaux musculaires ne réussit pas à déterminer une contraction, on les place sur le trajet des gros troncs nerveux qui s'y rendent.

Yeux. — L'amaurose hystérique est susceptible du même traitement que les anesthésies précédentes. On pratique la faradisation en promenant les éponges humides sur la peau du rebord de l'orbite, de telle façon que l'une des éponges soit toujours sur la partie supérieure du contour orbitaire, et l'autre, sur la partie inférieure. La séance doit durer de 5 à 6 minutes. Chaque contact donne lieu à une douleur profonde et à une lueur vive dans l'œil.

Oreille. — Quelques minutes de faradisation suffisent pour faire disparaître la surdité hystérique, alors même qu'elle est absolue. Duchenne (de Boulogne) procédait de la façon suivante : Après avoir rempli d'eau tiède le conduit auditif externe, il plongeait dans ce liquide un des fils inducteurs et plaçait sur la nuque, tout près de l'oreille, l'éponge humide qui termine l'autre fil. Chacune des interruptions du courant, qu'il est bon de ne pas trop multiplier, produit une douleur très-vive dans l'oreille et fait naître dans la bouche une sensation aigre, métallique, due peut-être à la décomposition du fer de l'organisme (Legros et Onimus). Un autre procédé, plus simple, consiste à se servir de deux réophores dont l'un est terminé par une éponge humide, et l'autre, par une brosse métallique. On place l'éponge derrière l'oreille et on promène la brosse métallique sur la conque et le pavillon.

On traite l'anesthésie pituitaire et buccale de la même façon ; l'éponge humide étant placée non loin des ouvertures nasales ou buccales, tandis que la brosse métallique est promenée sur les différents points de la muqueuse insensible.

OBSERVATIONS

OBSERVATION N° I (1).

Le 20 mai 1874, la nommée Gallet (Zoé), âgée de 24 ans, entrait à l'hôpital de la Pitié, dans le service de M. Lasègue, salle Saint-Charles, lit n° 6.

A 17 ans, cette malade eut pendant deux mois la danse de Saint-Guy; les mouvements choréiques furent localisés à gauche. Réglée l'année suivante, elle eut à cette époque des vomissements de sang; les renseignements de la malade nous engagent à les considérer comme des hématémèses. A 23 ans, elle accoucha d'un enfant, qui mourut bientôt dans les convulsions. Après une première attaque de rhumatisme (décembre 1873), et après des accès de palpitation (février 1874), cette malade eut, vers le 10 mai de la même année, une seconde attaque de rhumatisme, qui la fit entrer à l'hôpital.

A son entrée, le 20 mai, le rhumatisme était en voie d'amélioration. L'auscultation du cœur révélait l'existence d'un rétrécissement mitral très-manifeste. La malade était alors enceinte de deux mois.

Du côté du système nerveux on ne constata d'abord rien d'anormal.

24 mai. La malade se plaint de douleurs spontanées, s'exagérant à la pression dans tout le côté gauche de la poitrine et du dos, dans l'épaule et le bras du même côté. La main gauche est le siége de fourmillements et d'engourdissement; les deux membres de ce côté sont légèrement contracturés. —27 mai. Parésie du côté gauche.

Le 28. L'hémiplégie fait des progrès. La sensibilité est complètement abolie du côté gauche. Le membre supérieur est fléchi;

(1) La première partie de cette observation, jusqu'au 28 juin 1874, est due à l'obligeance de M. Bouthery.

l'avant-bras sur le bras. Le membre inférieur est dans l'extension forcée, et un peu en rotation en dedans.

Le 29. Palpitations, céphalalgie, bourdonnements d'oreille; bref, symptômes assez graves, joints à ceux que nous avons mentionnés, et qui ont augmenté d'intensité. A la moindre contrariété, la malade pousse des hurlements, et ne s'arrête que lorsqu'elle paraît épuisée.

4 juin. Persistance de la contracture, de l'hémiplégie gauche et de l'anesthésie.

10 juin. Mêmes symptômes, caractère de plus en plus irascible. Le bras droit entre en contracture.

28 juin. Rien n'est changé ; la contracture est un peu diminuée à gauche.

Décembre 1874. La malade accouche. L'enfant meurt quelques jours après l'accouchement.

...... 27 octobre 1875. *Côté gauche.* — La contracture a disparu de l'avant-bras et de la main ; les doigts sont étendus et flasques. La malade ne peut les faire mouvoir. Les muscles du bras restent contracturés. L'avant-bras est fléchi sur le bras : une traction assez énergique ne parvient pas à l'étendre. La contracture a augmenté au membre inférieur; le pied est dévié en dedans, et presque courbé en deux. La jambe est placée dans la rotation en dedans, de sorte que la rotule regarde presque l'axe du corps. La position générale du membre est celle qu'affecterait la jambe d'un malade atteint de coxalgie, bien que la hanche de notre malade soit saine. L'analgésie et l'anesthésie sont complètes de ce côté. La malade se plaint de douleurs spontanées. Une pression exercée sur le trajet des nerfs du bras et de la jambe, provoque une douleur assez vive ; la piqûre de la peau, pratiquée au même endroit, ne réveille ni sensibilité ni douleur. Le courant d'induction simple produit la contraction des muscles, mais n'est pas ressenti par la malade. L'électro-puncture fait naître une sensation de fourmillement. — *Côté droit.* Les mouvements des doigts de ce côté ne sont pas irréprochables ; la préhension est difficile, la malade tient mal les objets qu'on place dans sa main (1). La sensibilité de ce côté est diminuée mais non abolie, la malade y perçoit des douleurs spontanées analogues à celles du côté gauche. La pression sur le trajet des nerfs n'est pas douloureuse. Le

(1) Elle ne réussit pas à en reconnaître la forme par le palper.

courant d'induction perçu en certains endroits ne l'est pas dans certains autres. L'électro-puncture est surtout douloureuse à la partie interne des membres de ce côté.

29 octobre. Le côté gauche est toujours en sueur.

10 novembre. La malade se plaint de souffrir à la gorge, l'amygdale gauche est rouge et un peu tuméfiée. La peau latérale du cou, au niveau de l'amygdale, est devenue sensible, les piqûres d'épingle y sont même douloureuses. La jambe gauche étant étendue, si l'on fléchit la cuisse sur le bassin, on donne lieu à une très-vive douleur siégeant à la fesse; cette donleur présente les caractères de la névralgie sciatique. Rien d'analogue du côté droit.

12 novembre. La pression exercée sur les trajets nerveux est toujours aussi douloureuse; celle qu'on pratique sur le trajet du nerf radial, donne lieu à la douleur la plus vive.

18 novembre. Pendant les journées du 15 au 18 novembre, la malade présente une grande finesse de l'ouïe; elle fait remarquer à ses voisines qu'elle entend les conversations à voix basse que l'on fait loin de son lit. Pendant la journée du 18, troubles de la vue. Le soir à 6 heures, elle se plaint à ses voisines de ne plus pouvoir parler suivant sa volonté; sa langue est embarrassée. Dans l'état d'agitation où elle se trouve, elle veut se lever : on la place sur un fauteuil, où elle ne tarde pas à s'endormir.

Le lendemain 19. Quand nous la voyons à l'hôpital, sa figure est rouge et couverte de sueurs. Elle est dans un état de prostration semblable à celui dans lequel se trouve un sujet qu'on vient de soumettre à la chloroformisation. La pression exercée sur les ovaires la tire de cet état d'indifférence et lui arrache des plaintes. La contracture a disparu des membres du côté gauche, bien qu'ils restent toujours paralysés. — *A droite.* La paralysie a envahi les membres de ce côté; si on vient à les abandonner, après les avoir soulevés au-dessus du lit, ils retombent inertes. L'analgésie et l'anesthésie sont absolues à droite et â gauche.

20 novembre. La malade est revenue de l'état d'assoupissement dans lequel elle se trouvait la veille. Quand on l'interroge, ce qu'elle devine aux mouvements des lèvres, elle répond qu'elle n'entend pas. Si l'on s'apprête à exercer une compression sur les ovaires, elle fait des efforts pour s'y opposer, et on la voit alors remuer légèrement les doigts et la main du côté droit. La paralysie de ce côté semble déjà s'améliorer. La perte de la sensibilité

au contact et à la douleur, est toujours absolue sur toute la surface cutanée. La pression sur les trajets nerveux du côté gauche ne détermine plus aucune douleur.

22 novembre. Le caractère de la malade est changé ; il est devenu tranquille et sociable. La surdité a disparu. La malade remue assez bien les doigts de la main droite ; elle peut même lever le bras à une certaine hauteur. La pression exercée sur les trajets nerveux de ce côté, commence à être douloureuse. Les douleurs qu'on provoque de cette façon s'irradient suivant le trajet des nerfs qu'on comprime. Si on presse les tissus au niveau du nerf radial, la malade souffre à l'endroit comprimé et au pouce, si on passe à la compression du cubital, la douleur s'étend jusqu'au petit doigt ; si enfin on comprime contre l'humérus tout le paquet nerveux du bras, la malade souffre dans tous les doigts.

29 novembre. La contracture reparaît à gauche, le pied se dévie de nouveau en dedans. Le coude est dans la flexion, on éprouve une certaine résistance à étendre l'avant-bras. Les douleurs spontanées et à la pression ont entièrement disparu de ce côté. A droite, les mouvements des membres ont repris en partie toute leur étendue ; la sensibilité qui renaît se montre d'abord à la face interne et antérieure des membres. La pression exercée sur le trajet des gros troncs nerveux continue à être douloureuse. Si on saisit les paquets musculaires entre les doigts et qu'on les comprime fortement, on ne produit ainsi aucune sensation douloureuse.

Outre les symptômes que nous avons signalés dans cette observation, nous en avons omis à dessein beaucoup d'autres que présentait la malade, parce qu'ils sont étrangers au sujet qui nous intéresse.

OBSERVATION N° II (salle Saint-Charles, lit n° 30).

La nommée Anna Noël, âgée de 40 ans, avait, en 1870, des accidents hystériques pour lesquels elle resta plus d'un an à l'hôpital. Ces accidents, dont quelques-uns paraissent avoir consisté d'une part en une contracture des muscles cervicaux simulant une arthrite cervicale ; et d'autre part, en une coxalgie hystérique, sont fort peu connus de nous, d'après les renseignements que nous a fournis la malade à cet égard.

Le 21 octobre 1875, pendant qu'elle préparait le dîner de ses maîtres, elle fut subitement prise de bourdonnements d'oreille et de vertiges. Obligée de s'asseoir, elle resta dix minutes sur son siége dans un grand état de prostration; elle conserva toute sa connaissance. Au bout de ce temps, elle put continuer son travail, malgré une lassitude générale, qui lui fit briser ce soir quantité de verres et d'assiettes. La nuit qui suivit fut mauvaise, l'état d'agitation dans lequel se trouvait la malade l'empêchant de dormir. Le matin, à son lever, elle fut prise d'un second vertige qui l'obligea à s'asseoir sur la descente du lit; à ce moment, elle ne put retenir ses urines. Elle essaya de s'habiller, et elle y parvint avec beaucoup de difficulté. Pour boutonner son corsage; elle levait avec peine le bras gauche, et ne sentait pas les boutons avec la main de ce côté. Depuis ce jour jusqu'à l'entrée de la malade à l'hôpital, la paralysie fait des progrès.

28 octobre 1875. L'hémiplégie siége à gauche, et n'envahit pas les muscles de la face. Après avoir élevé le bras de ce côté, si on vient à l'abandonner, il retombe lourdement sur le lit.

La paralysie du membre inférieur est moins complète, la malade peut soulever très-légèrement la jambe gauche. L'état de la sensibilité du côté correspondant à l'hémiplégie est le suivant: toutes les surfaces cutanées et muqueuses de ce côté sont insensibles au contact et à la douleur. On a pu traverser avec une aiguille l'espace interdigital, situé entre le pouce et l'index, sans produire ni sensation ni douleur. L'irritation de la conjonctive avec la tête d'une épingle, celle de la pituitaire et de la langue ne sont pas perçues. La sensation à l'électricité, d'abord nulle, ne tarde pas à se montrer normale, et devient même très-douloureuse, quand on électrise la peau pendant quelques minutes au même endroit. La pression exercée sur les trajets nerveux fait naître des douleurs assez vives, celle qu'on exerce sur le trajet du sciatique est particulièrement douloureuse. La malade se plaint auss de douleurs spontanées, diffuses. Il y a de l'amblyopie de l'œil gauche; elle entend mal de l'oreille du même côté. — *A droite.* La force musculaire est peu considérable; la sensibilité y paraît, sinon abolie, du moins notablement diminuée. Le membre inférieur est plus sensible que le membre supérieur. La malade se plaint de douleurs spontanées, siégeant de préférence au niveau des jointures. Les articulations des doigts, celle du poignet, présentent des traces de rhumatisme noueux. La pression sur les trajets nerveux ne réveille aucune sensation douloureuse.

Les pupilles sont normalement et également dilatées. Cette femme a conservé toute son intelligence, et raconte son histoire avec beaucoup de clarté.

29 octobre. L'électro-puncture pratiquée sur le côté paralysé, produit une douleur assez vive, surtout en dedans des membres. En dedans du genou gauche, on trouve une petite plaque cutanée sensible au toucher et à la douleur. Si on électrise pendant quelques minutes la partie antérieure du bras, l'endroit de la peau sur lequel on a appliqué les réophores, devient bientôt sensible aux piqûres d'une épingle. Douleurs spontanées à l'épaule gauche.

30 octobre. Amélioration de la sensibilité du côté droit. L'électrisation simple du côté gauche devient très-douloureuse quand on la prolonge ; les parties soumises à l'électrisation recouvrent momentanément leur sensibilité.

1er novembre. Amélioration très-notable, bien que la malade souffre davantage à l'épaule gauche. Le maximum de la doule se trouve à l'insertion des ligaments articulaires.

4 novembre. Elle remue les doigts de la main gauche. L'action de piquer ou de pincer fortement la peau, fait percevoir à la malade une sensation de contact. La pression sur le trajet nerveux du côté gauche continue à être douloureuse. A droite, la sens bilité est presque devenue normale. Constipation opiniâtre, qui ne cède qu'aux purgatifs.

6 novembre. Amélioration de plus en plus marquée. La malade remue très-bien les doigts gauches, elle peut même soulever la main. La jambe gauche étant étendue, si l'on fléchit la cuisse sur le bassin, on produit une sensation de douleur très-vive au niveau de la fesse. Angine tonsillaire de légère intensité.

10 novembre. La malade peut tricoter et coudre, mais elle ne s'aperçoit des piqûres qu'elle se fait aux doigts, qu'en voyant apparaître le sang. L'action de pincer la peau de la partie antérieure du bras et de la cuisse, fait naître de la douleur.

12 novembre. Elle marche sans aucun appui.

16 novembre. La malade sort dans la ville ; elle rentre le soir fort peu fatiguée par les courses de la journée.

18 novembre. Les muscles de la jambe gauche sont contracturés, le pied est dévié en dedans. Elle se plaint de douleurs spontanées dans tout le membre inférieur gauche.

19 novembre. Le soir, sans aucun prodrome, elle tombe sans connaissance, au moment où elle se promenait dans la salle. On la reporte dans son lit. Elle ne fait que délirer pendant toute la nuit.

20 novembre. Le lendemain, la malade est toujours dans le délire. Sa voix est nasonnée. A ce moment, nous constatons une paralysie complète de tout le côté gauche. Ce côté est devenu complètement insensible, les douleurs produites par la pression des troncs nerveux ont disparu. La malade remue violemment les membres du côté droit ; les piqûres qu'on pratique sur la peau de ce côté sont très-bien ressenties, si nous nous en rapportons aux cris et aux mouvements de la malade. Il y a du strabisme convergent des deux yeux.

22 novembre. Le délire a disparu. Les organes des sens sont profondément troublés dans leurs fonctions. La vue de l'œil gauche est nulle, l'œil droit voit la lumière, mais il ne distingue pas les objets. Il faut parler très-fort à l'oreille droite de la malade pour se faire entendre ; l'oreille gauche paraît être complètement sourde. Malgré cet état, la malade répond très-nettement aux questions qu'elle parvient à entendre. Constipation opiniâtre, soif vive.

25 novembre. La surdité a disparu en partie à droite, mais elle persiste encore à l'oreille gauche. L'œil droit distingue assez nettement les objets ; l'amaurose persiste du côté gauche. La malade ne souffre pas. Apparition des règles qui avaient disparu depuis 10 mois.

28 novembre. Les fonctions de l'œil et de l'oreille gauche sont toujours abolies. Le strabisme a disparu, et les mouvements des yeux se font dans toutes les directions. Le côté gauche est toujours en sueur. La malade remue très-légèrement la jambe ; la main reste complètement immobile. Le chatouillement de la plante du pied laisse percevoir une légère sensation ; toute autre irritation de la peau pratiquée ailleurs qu'en cet endroit ne donne lieu à aucune sensation. Les douleurs spontanées et celles qu'on produisait en exerçant une pression sur le trajet des nerfs sont revenues.

1er décembre. La malade remue les doigts, mais elle ne peut encore soulever la main gauche. Les mouvements qu'elle fait avec la jambe sont plus étendus.

6 décembre. Elle marche en traînant un peu la jambe; elle se sert mieux de la jambe que du bras. L'articulation du genou droit est le siége d'un épanchement manifeste.

10 décembre. Lorsque la malade est étendue sur son lit, si on élève son membre inférieur gauche, ses yeux ayant été préalablement bandés, elle ne s'aperçoit pas que sa jambe a changé de place. Les mouvements de flexion, d'adduction et d'abduction qu'on imprime au membre inférieur, ne sont perçus par la malade que si l'on vient à les exagérer. Si on l'engage à porter la jambe gauche à droite, à gauche, en haut, elle fait tous ces mouvements avec une netteté suffisante. On n'observe rien d'analogue du côté droit.

La sensibilité à la température a disparu de la jambe gauche et du bras correspondant; la cuisse du même côté paraît l'avoir conservée.

15 décembre. La malade sort de l'hôpital, sinon complètement guérie, du moins en état de reprendre ses occupations.

Les observations suivantes n'ont pas trait à des hémiplégies hystériques. Nous les avons recueillies, parce qu'elles viennent à l'appui de l'existence isolée du sens tactile.

OBSERVATION N° III (1).

Pennec (Henriette), cuisinière, âgée de 20 ans, entre à l'hôpital de la Pitié, salle Saint-Charles, lit n° 20, le 16 décembre 1875. Cette malade a été réglée à 18 ans; sa menstruation est irrégulière. Syphilis contractée au mois d'août 1875. Actuellement on observe des plaques muqueuses sur les lèvres, la langue et les piliers du voile du palais. Cette malade est hystérique et sujette à des attaques qui se renouvellent à des époques irrégulières.

L'examen de la sensibilité révèle les particularités suivantes : plaques d'anesthésie et d'analgésie répandues çà et là sur la surface cutanée d'une façon irrégulière; la pulpe des doigts auricu-

(1) Due à l'obligeance de mon collègue et cher ami Levrat.

laire, annulaire et médius, reste sensible au contact et aux piqûres d'une épingle, celle de l'index et du pouce a perdu toute sensibilité ; cependant, les yeux de la malade étant fermés, si nous lui faisons saisir et rouler entre le pouce et l'index l'épingle dont elle n'a pas senti la piqûre, aussitôt elle en reconnaît la forme, et dit que l'objet qu'elle tient est une épingle. On peut lui faire reconnaître ainsi par le palper, entre le pouce et l'index, différents objets.

Le sens musculaire est un peu diminué.

OBSERVATION N° IV.

Pétrie (Marie), âgée de 17 ans, blanchisseuse, entre à la Pitié, salle Saint-Charles, lit n° 26, le 14 décembre 1875. A l'âge de 10 ans, cette jeune fille eut une fièvre typhoïde, et resta malade pendant cinq mois ; elle fait remonter à cette époque les troubles nerveux qu'elle présente. A 12 ans, elle eut une première attaque d'hystérie ; depuis cette époque, les attaques sont devenues de plus en plus fréquentes. Actuellement ces attaques, auxquelles nous avons assisté, sont celles de l'hystéro-épilepsie ; elles se répètent deux ou trois fois par semaine. La malade est réglée depuis trois mois.

L'examen de la sensibilité nous a révélé l'existence d'une anesthésie générale, plus intense à gauche ; la peau des régions plantaires seule est restée sensible au chatouillement et aux piqûres. Les piqûres de la pulpe des doigts ne sont pas ressenties ; la malade ne réussit pas à reconnaître la forme des objets que nous lui faisons saisir et rouler entre ses doigts ; à gauche, elle ignore même tenir les objets que sa main saisit et que ses doigts palpent sous toutes les faces ; le sens du toucher et celui du contact sont abolis chez cette malade.

Le sentiment d'activité musculaire est notablement diminué, surtout à gauche.

OBSERVATION N° V.

La nommée Alfvoet (Louise), âgée de 21 ans, polisseuse, entre le 7 février 1875, à l'hôpital de la Pitié, salle Saint-Charles, lit n° 5.

Son père avait fréquemment des attaques de nerfs, sur le caractère desquels nous n'avons aucun renseignement. Cette malade a été réglée à 17 ans ; sa menstruation est irrégulière. Elle est sujette à des attaques, dont la première remonte à l'âge de 17 ans, et qui se renouvellent deux ou trois fois par mois. La perte de connaissance pendant leur durée, le coma dans lequel la malade est plongée après leur cessation, seuls renseignements que nous ayons sur le caractère de ces attaques, nous engagent à les rattacher à l'hystéro-épilepsie.

Le jour de son entrée à l'hôpital, nous constatons chez cette malade une anesthésie et une analgésie diffuses de la peau et des muqueuses; la région plantaire a conservé la sensibilité normale. A droite, la piqûre de la pulpe des doigts est vaguement ressentie; à gauche, elle ne donne lieu à aucune perception; cependant la malade reconnaît avec les doigts, de ce côté, la forme des objets que nous lui faisons saisir. Le sens musculaire est intact. 10 février. La sensibilité reparaît à la pulpe des doigts de la main gauche.

Paris. A. Parent, imprimeur de la Faculté de Médecine, rue Mr-le-Prince. 31.

www.ingramcontent.com/pod-product-compliance
Ingram Content Group UK Ltd.
Pitfield, Milton Keynes, MK11 3LW, UK
UKHW020320220726
13923UKWH00003B/1266